蠢子医

清·龙之章 著

赵春杰 点校

华龄出版社
HUALING PRESS

图书在版编目（CIP）数据

蠢子医 /（清）龙之章著；赵春杰点校. -- 北京：华龄出版社，2025. 3. -- ISBN 978-7-5169-2942-1

Ⅰ. R249. 49

中国国家版本馆 CIP 数据核字第 2025KH9148 号

责任编辑 郑雍　　**责任印制** 李未圻

书　名	蠢子医	**作　者**	（清）龙之章 著 赵春杰 点校
出　版 发　行	华龄出版社 HUALING PRESS		
社　址	北京市东城区安定门外大街甲 57 号	**邮　编**	100011
发　行	（010）58122255	**传　真**	（010）84049572
承　印	水印书香（唐山）印刷有限公司		
版　次	2025 年 3 月第 1 版	**印　次**	2025 年 3 月第 1 次印刷
规　格	710mm×1000mm	**开　本**	1/16
印　张	17.5	**字　数**	268 千字
书　号	ISBN 978-7-5169-2942-1		
定　价	89.00 元		

前言

龙之章（1806—1883），字绘堂，原籍河南太康，后迁居项城，中原医家、地理学家，其医学著作《蠢子医》为晚年课孙所作，初未刊行，1936年裘吉生将其辑入《珍本医书集成》，使此书得以传世。据龙之章称，这部著作“举古人方略与自己管见，率为诗歌以便诵读，使诸孙朝而诵，夕而维，以及于古”。其孙龙镇川以医闻名于乡里，就是得力于这部著作。

《蠢子医》采用歌诀体裁夹叙夹议，开门见山，不尚空谈，既是一部浅俗易晓的医学启蒙读物，又是作者多年实践经验的朴实总结。书中不泥古说且创新之处颇多，其所载医案、所治疾病涉及内、外、妇、儿、眼等科，王霸兼施，刚柔相济，用药灵活，效果颇佳。时人称赞“奇而能中，险而实夷。简要以摄烦，警透以化障。用毒而反剂其平，师古而妙用其创”。尤其对于妇科的论治见解独到，阐述医理简要摄烦，诊疗经验独具一格，对指导中医临床有较高的参考价值。

为了更全面、更完美地呈现这部奇书，我们重新对《蠢子医》进行了整理。现说明本次校注中有关情况：

1.本次整理以1914年项城县志局张三宝石印本为底本，以1936年世界书局出版的裘吉生《珍本医书集成》本为主校本，以1993年人民卫生出版社出版的刘万山、李维贤点校《蠢子医》单行本为参校本。

2.采用现代标点方法，对原书进行标点。将原书中繁体字竖排改为规范简体字横排。原“右”“左”表示文字前后方位者，分别径改为“上”“下”。

3.本书排版重在突出原文的诗歌体裁，将原书双行夹注，改为节后注，本次整理所加的注释也设为节后注。

4.一般将异体字按现代规范改为正体；通假字、古字径改为今字。

5.原书文字误、脱、衍、倒者，有校本或他校资料可据者，则据校本或他校资料改，无校本或他校资料可据者，予以保留。

6.原书中药名俗写字、异体字，如“枝子” 改为“栀子”、“紫苑”改为“紫菀” 等，径改不注。

7.对全书中的疑难字词作注解。冷僻字用汉语拼音加声调注音；凡字词古奥，音义难明，或医理不明，意义费解，均予简要解释，一般不用书证。疑难字词重复出现时，前注后不注，以免繁冗。

8.文中所涉方药剂量单位，本次整理保持原貌，不予换算更改。

鉴于水平有限，疏漏、欠妥之处在所难免，恳请读者提出宝贵意见，以便再版时修正。

编者

《蠢子医》手著、参订、校注、付印、校刊人员表

阳夏	龙之章绘堂甫	手著
榆山	朱明炤潜斋甫	参订
秣陵	杨凌阁仲唐甫	
阳夏	毛世型特立甫	
襄邑	施景舜虞琴甫	
秣陵	阎松墅济源甫	校正
	于建章黼宸甫	
	张三宝鼎实甫	
	郑汉东林春甫	
侄	金门君由甫	付印
孙	镇川兑山甫	
侄孙	濬川晴澜甫	
杭州	董志仁	校刊

目录

第一卷

第二卷

第三卷

第四卷

原 序

甚矣，医道之难也。医者，意也。不可以妄试，不可以轻尝。非有祖父业儒于前，师友教导于后，而欲自恃脉理之渊博，本草之贯熟，吾恐披隙导窾[1]，未能骤入于神；错节盘根，焉能尽中其窍？而能奏功于一旦，获效于十全，吾知其罕矣。

予自弱冠游泮[2]，而后潜心于举业，何暇及医？无奈自身多病，室人亦多病，不得不于课 读之余，兼及于岐黄。每当用药之时，虽按症以诊脉，实不知脉理之为何，不过望风捕影，以乞灵于药王而已。未几，馆于沈邱，得与名士晏廷予相交。廷予以抡云经魁，得名医李子振之传，遂为医国名手。予心向往之，未得一遇。尔时，予虽不精于医，而地理之学，声称藉藉。廷予亦心向往之，未得一遇。未几，互相往来，各尽其传。时人为之语曰："龙子岳岳，晏子堂堂，神悟妙契，各尽其长。"继又得《石室秘录》一书，切理餍心[3]，自以为天下之观，尽于此矣，然未敢以问世也。

忽而皖匪四起，兵荒频仍，炊烟几至不起；兼之遭家不造，长子、次子相继而亡，诸孙嗷嗷，无以糊口。欲课以农，无田可耕；欲课以读，无暇可乘。不得不以医道为生活，入五都之肆[4]，得百钱以自足。乘人之车者，载人之危，而可妄意以试乎？而可轻意以尝乎？因举古人方略，与自己管见，率为诗歌，以便诵读。使诸孙朝而诵，夕而维[5]，以及于古。虽不能以入神农之室，亦可以继晏子之风也。

也为序。

光绪八年岁次壬午

太康龙之章绘堂氏书于芸香书屋

【注释】

①窾（kuǎn）：孔穴。

②游泮（pàn）：游学泮池，意指为考科举而习儒学。

③切理餍心：指切合事理而令人心满意足。

④五都之肆：泛指繁华都市的商业活动场所。

⑤维：思考。

例言

——学医须知医之所以然。是编有正论，有翻论；有从治，有逆治；有外治，有内治，皆理之所以然也。果能烂熟于胸中，自下手无弊。若拘拘于成方，则末矣。

——蒙医[①]入手，要使脉理分明。病症虽有变化，而脉理之虚实寒热，固确有可据也。线索在手，奏刀砉然，何往而不可乎？

——是编就所见所治之症言之，其所未见者尚多也。然脉理在我，虽所未见之症，其虚实寒热亦在于我矣。未有学养子而后嫁者也。治病者亦当如是耳。

——是编脉病药味，同在数句之中。一诊脉，即知病；一知病，即知药，取其易于成方耳。本为蒙医而设，不得不然也。

——是编重重叠叠处甚多，阅之令人喷饭。然为蒙医而设，不得不尔。即反覆告诫，犹恐其不知，故语多重复，不敢以简为贵也。

——是编见症即录，略二统纪，略无次序。然到处皆有病，到处皆有脉，到处皆有药，虽无统纪次序，而病症能出脉理之外乎？是脉理固军中之旗鼓也，守而勿失，断无贲军之将矣。

——时下之症，或伤寒，或时气，病虽不同，而用药则同，以气运所至，人不得而改也。亦有时下之症，或吐血，或咳嗽，有新得而然者，有久病而然者，病虽同而用药大异，是又气运不得而拘也。运用之妙，在于一心，岂可胶柱而鼓瑟乎？

——药味该有多少，只在颠倒和匀耳。看似相类，实不相类，以人身气血各有攸当也。

——牛黄散、紫金丹，本为婴童而设，然大人之症，往往相类，有用作引子者，有用作线索者，人虽不同，理只一贯耳[②]。

——古今气运有数，十年一变者。道光年间，吴又可《瘟疫论》最行，咸丰年间便有不行，以其偏于清利，全无温补也。如今气运又以除风利气为主，化痰清热为辅，目下甚行。过此以往，吾不敢知也。是又吴又可《瘟疫论》之类耳。然补偏救弊，亦古人所不禁也。《易》穷则变，变则通，羲文[3]之所以终于未济也。

【注释】

①蒙医：初学医者。

②**牛黄散、紫金丹，本为婴童而设，然大人之症，往往相类，有用作引子者，有用作线索者，人虽不同，理只一贯耳：**极壮之人，用时不过以一钱为度，做两回吃。其人如或素弱，用时只以一分、二分为率，便可以治病，不可过也。【龙镇川（龙之章之孙）注】

③羲文：羲指伏羲，文指周文王，代指《易经》。

第一卷

学医真诠

学医第一看药性，有了药性心有定。

某药入某经，某药治某病。

或是温，或是凉，与某症相称。

或是补，或是泻，与某症相应。

各药各有温凉补泻理，各经各有寒热虚实证。

看得到时药分明，此中早已有把柄。

学了药性学脉理，学了脉理方有用。

某经是真虚，某经是真实，用某药相应。

某经是真寒，某经是真热，用某药相称。

各经各有虚实寒热理，各药各有温凉补泻性。

看得到时脉分明，任凭病来如明镜。

有了明镜有把柄，一下笔时便入圣。

不靠汤头歌，不任人家命。

病端虽夹杂，病脉总清净。

药方虽更变，药性总周正。

君臣佐使无参差，便是医中之捷径。

即有天师再临凡，亦难寻找方中病。

学医者，每多药性不熟，脉理不精。果能心如明镜，洞悉某药与某病相称，某脉与某症相应，则治病自不难矣。

任金门谨志

汤头歌不可泥[1]

今日治病好依汤头歌，以为十大名医必不错。

岂知妙理皆自脉中得，不得脉理枉用药。

得了脉理细细思，其中自必有主药。

有了主药往下排，此是汤头真大略。

今人动说古方好，不知以古治今多有错。

古人未看今日病，安知今日之用药?

病症皆从气运生，今日气运与古大不合。

古人但知古人病，未知今日之病瘼[②]。

今日病瘼须得今人治，安得妄用古人药？

古人用药条条好，安得今日病情恰恰合？

今日气运已大变，今日脉理甚可愕。

皆因午会火已极，真气往往往上薄[③]。

往上薄入斗牛宫[④]，迢迢中指看落落。

以下三部皆不管，照旧方儿方知错。

真气尽皆走上头[⑤]，下边部位皆虚讬[⑥]。

看似阴寒实真热，昆仑[⑦]顶上通关钥。

古圣真理难预传，所余方脉尽糟粕。

愿起古人一质证，古人望我如饥渴。

安得对面谈一笑，眼前大道尽放着。

若只依汤头歌，则是不论脉理。抄古人之方，治今人之病，安得恰相合乎？何如师古人之意，不泥于古之为得焉？

侄金门谨志

注

①泥：拘泥，不知变通。

②瘼：痛苦。

③薄：逼迫。

④斗牛宫：喻指头。

⑤真气尽皆走上头：真气上走，火亦随之而生。（龙镇川注）

⑥虚讬（tuō）：空虚无凭。

⑦昆仑：指头部。

诊脉下药诗

诊脉下药心内裁，手未立方眼已开。

肺实有力宜大泻，前胡枳实橘红偕。

肺虚无力宜大补，党参五味百合辅[①]。

肺实有力夹风火，酒芩全蒌元参佐[②]。

肺虚无力夹风寒，款冬紫菀麻黄添。
心实有力宜大泻，菖蒲郁金凌霄偕。
心虚无力宜大补，枣仁远志柏子辅。
心实有力夹风火，黄连连翘桅子佐。
心虚无力夹风寒，白附天麻荜茇添。
胃实有力宜大泻，大黄枳壳槟榔偕。
胃虚无力宜大补，白术云苓炙芪辅。
胃实有力夹风火，知母石膏干葛佐，
胃虚无力夹风寒，干姜白芷藁本添。
肝实有力宜大泻，桃仁醋军③术④棱⑤偕。
肝虚无力宜大补，当归川芎香附辅。
肝实有力夹风火，柴胡生地二芍⑥佐。
肝虚无力夹风寒，吴萸艾时首乌添。
命实有力宜大泻，芒硝火麻郁仁偕，
命虚无力宜大补，宿砂益智肉寇辅。
命实有力夹风火，槐花地榆蒲黄佐。
命虚无力夹风寒，黑姜附子故纸⑦添。
肾实有力宜大泻，木通泽泻车前偕。
肾虚无力宜大补，熟地萸肉山药辅。
肾实有力夹风火，黄拍丹皮萆薢佐。
肾虚无力夹风寒，肉桂巴乾椒⑧茴⑨添。
此虽守株待兔法，聊训蒙医以开先。

吾祖尝曰：吾之脉理遵节庵。此即遵节庵之意。如篇中六部脉之虚实，加风火、风寒，皆于有力、无力中分。又各有主药以治之。学者熟察乎此，不惟能知脉理，且能知温凉之补泻，某药入某经、治某病之数十品矣。

侄孙濬川谨志

注

①辅：佐也。（龙镇川注）
②佐：辅也。（龙镇川注）
③醋军：大黄。（龙镇川注）
④术：莪术。（龙镇川注）

⑤棱：三棱。（龙镇川注）
⑥二芍：赤芍、白芍。（龙镇川注）
⑦故纸：补骨脂。（龙镇川注）
⑧椒：川椒。（龙镇川注）
⑨茴：小茴。（龙镇川注）

治病皆有主药

治病一定有主药，不用主药便是错。
火结必要用大黄，枳壳枳实紧跟着。
寒结必要用巴豆，三棱莪术紧跟着。
实结必要用山甲，蝎子蜈蚣紧跟着。
调气必要用木香，槟榔元胡紧跟着。
透坚必要用牙皂，细辛辛夷紧跟着。
破血必要用桃仁，红花赤芍紧跟着。
脾胀必要用干漆，火麻郁仁紧跟着，
暖胃必要用硫黄，丹参玉竹紧跟着。
腰疼必要用杜仲，续断艾叶紧跟着。
陷下必要用洋参，三生①狗脊紧跟着。
去虫必要用榧子，芜荑使君紧跟着。
顺气必要用香附，乌药腹毛②紧跟着。
通淋必要用斑螯，川漆萆薢紧跟着。
清心必要用黄连，连翘栀子紧跟着。
老痰必要用砒霜，雄黄绿豆紧跟着。
助脾必要用马前，虎骨猴骨紧跟着。
定痛必要用良姜，宿砂益智紧跟着。
治疥必要用斑③麻④，大枫蓖麻紧跟着。
治疮必要用神灯⑤，艾绒乳⑥没⑦紧跟着。
治疔必要用蒜灸，乌金⑧菊花⑨紧跟着。
治邪必要用铜⑩砂⑪，良姜葛根紧跟着。
补气必要用党参，炙芪白术紧跟着。

补血必要用川[12]归[13]，生地酒芍紧跟着。
补阴必要用熟地，山药萸肉紧跟着。
补火必要用肉桂，干姜附子紧跟着。
滋阴必要用黄柏，知母丹皮紧跟着。
以上一药为君。
麻黄杏仁疗寒嗽，芥子半夏紧跟着。
款冬紫菀疗虚嗽，百合五味紧跟着。
川乌草乌疗风痹，桂枝灵仙紧跟着。
黑姜吴萸疗翻胃，丁香胡椒紧跟着。
苍术麻黄疗风寒，羌活独活紧跟着。
川贝蒌霜疗火痰，苏子菔子[14]紧跟着。
乌梅五倍疗虚脱，龙骨牡蛎紧跟着。
乌贼诃子疗带下，阿胶肉果[15]紧跟着。
条参云苓疗阴虚，骨皮枸杞紧跟着。
霍香杷叶疗逆气，赤石滑石紧跟着。
芫花大戟疗水肿，牵牛防己紧跟着。
瓜蒌天冬疗结胸，川贝川朴紧跟着。
苦参赤苓[16]疗湿痒，蛇床白芷紧跟着。
槐花地榆疗崩漏，荆芥秦艽紧跟着。
前胡元参疗头风，薄荷柴胡紧跟着。
白附天麻疗风痰，僵蚕郁金紧跟着。
桔梗豆根疗喉风，牛子[17]射干紧跟着。
三七莲子疗诸血，黄芩童便紧跟着。
黄芪[18]防风疗目汗，枣仁麦皮紧跟着。
芦荟胡连疗阴热，泽泻车前紧跟着。
小茴川椒疗肾气，宿砂故纸紧跟着。
菖蒲柏仁疗心疾，茯神远志紧跟着。
葶苈桑皮疗肺喘，礞石朱砂紧跟着。
石膏知母疗热渴，香薷糯米紧跟着。
川楝茴香疗疝气，芦巴巴戟紧跟着。
升麻柴胡疗气陷，干葛潞党紧跟着。
扁豆薏苡疗泄泻，猪苓木通紧跟着。

土碱红糖疗烟毒[19]，大黄芒硝紧跟着。

以上两药为君。

此皆治病之大略，小小蒙医有捉摸。

按：自古用药，皆有君臣佐使。此篇于每症先点明主药，或以一药为君，或以二药为君，佐使随之。熟读此篇，于诊脉审症之后，胸中早有成竹。即不读本草，而某药治某病，温凉补泻之性，早已知之。有益初学不少，何得谓其浅显而忽之乎？

侄孙濬川谨志

注

①三生：生附子、生半夏、生南星。（龙镇川注）

②腹毛：大腹皮。（龙镇川注）

③斑：斑蝥。（龙镇川注）

④麻：麻黄。（龙镇川注）

⑤神灯：即神灯照法。为熏法的一种。见《外科正宗》。

⑥乳：乳香。（龙镇川注）

⑦没：没药。（龙镇川注）

⑧乌金：乌金膏，巴豆炒黑，研细，用水调，涂患处，以膏药贴之。（龙镇川注）

⑨菊花：内服甘菊汤，方见卷四“疔疮门”。（龙镇川注）

⑩铜：自然铜。（龙镇川注）

⑪砂：避阳砂。（龙镇川注）

⑫川：川芎。（龙镇川注）

⑬归：当归。（龙镇川注）

⑭菔子：莱菔子。（龙镇川注）

⑮肉果：肉豆寇。（龙镇川注）

⑯赤苓：赤茯苓。（龙镇川注）

⑰牛子：牛蒡子。

⑱黄芪：用生。（龙镇川注）

⑲烟毒：洋烟（鸦片烟）。（龙镇川注）

驳汪讱庵加减古方

古时病分七十门，汪讱庵减至二十一；古时方计七百首，讱庵减至三百余，附方过之。看似简约，实未真简约也。一贯之理，恐不在此。以备查览，则无不可耳。

看病药性要分清，入手诊脉精又精。
二者果然有把握，不怕病来如墙倾。
或用攻伐或用补，或用和解或用行。
一切温凉补泻得其宜，便是用药如用兵。
可以称主帅，可以立大营。
要得心中有个真是非，一诊脉时药自呈。
若是迟疑生枝节，纵有名药亦不灵。
亦有胸中全无真是非，只把老本乱翻腾。
愈翻愈糊涂，愈查愈不清。
何用病分七十门？何用方计七百盈？
何用门留二十一？何用方变六百零？
方子愈多愈夹杂，门道愈多愈分争。
好如世上考混童，层层叠叠私文誉。
不是题目有不合，便是花样有不同。
何如心里念个真明白，大笔一下使人惊？
不惟朱衣暗点头，亦且龙虎榜上共联名。

治病要有把握，有提纲

治病总要有把握，有提纲。
有了把握与提纲，下笔便是方。
若无把握与提纲，纵学一世亦渺茫。
试看今之翰苑客，能知几篇好文章？
试看今之都督府，能知几路好刀枪？
然而安天下，定四方，只是有把握，有提纲，纵有不知亦何妨？
请问今日病，千头万绪不能详。

若是有把握，有提纲，三言两语便如常。
不是气分起，便是血分藏。
若是从气起，补中益气去酌量。
若是从血起，六味地黄去推详。
二方岂能包尽天下病？天下之病自此知深长。
补中汤中重补气，亦有去了参术加硝黄。
六味汤中重补血，亦有去了熟地加参羌。
补中汤中重提气，亦有减了升柴用槟榔。
六味汤中重凉血，亦有减了丹皮用桂姜。
气血各有寒热虚实时，气血各有温凉补泻方。
不过依着二方为规模，千变万化愈精良。
只要脉理透，药味详，何往不得神奇方？
不必翻《素问》，不必溯轩黄，胸中自有真主张。
方知岳夫子不泥宗泽意，自足驰骋古战场。
楚霸王不拘项梁法，自可立扫秦边疆。
不然，今检壶中药，明读《肘后方》，
愈看愈夹杂，愈读愈荒唐。
胸中毫无真是非，纸上总是妄诪张[①]。
用心格物[②]固然好，阳明[③]致知亦甚良。
我无上池水，我无古锦囊。
只是心中有把握，手里有提纲。
一看这人是甚人，便知这人用甚汤。
药味就在人身上，更从何处寻药王？

注

①诪张：欺骗。

②格物：探究事物原理。

③阳明：王守仁（1472-1529），字伯安，号阳明，浙江余姚人，明代杰出的思想家、文学家、军事家、教育家，是“心学”的集大成者。清代学者王士祯称赞其“立德、立功、立言，皆居绝顶，为明（朝）第一流人物”。文章博大昌达，行墨间有俊爽之气。有《王文成公全书》传世。

医道亦从一贯得来

读书不得一贯理，不知圣学真心传。
治病不得一贯理，不知医道真机缄[①]。
欲知医道真机缄，必从周身去贯穿。
周身骨节三百有六十，周身毛窍八万有四千。
果能周身皆贯穿，便是平地小神仙。
吾尝治病治上头，便从下头去贯穿。
吾尝治病治下头，便从上头去贯穿。
吾尝治病治左边，便从右边去贯穿。
吾尝治病治右边，便从左边去贯穿。
此皆翻覆去贯穿，不免内中多曲弯。
若是一直去贯穿，不必远道费周旋。
吾尝治病治中焦，以其肢体能贯穿。
吾尝治病治小肠，以其血道能贯穿。
吾尝治病治大肠，以其气道能贯穿。
吾尝治病治精髓，以其督脉能贯穿。
吾尝治病治经络，以其任脉能贯穿。
吾尝治病治皮毛，以其腠理能贯穿。
吾尝治病治丹田，以其命火能贯穿。
吾尝治病治元府[②]，以其脏里能贯穿。
吾尝治病治髓海，以其骨里能贯穿。
吾尝治病治粪门，以其六腑能贯穿。
吾尝治病治玉门，以其百窍能贯穿。
吾尝治病治五心，以其中心能贯穿。
吾尝治病治穴道，以其中气能贯穿。
吾尝治病治祖窍[③]，以其先天能贯穿。
吾尝治病治鼻息，以其后天能贯穿。
不能浑身皆贯穿，便非医道真机缄。
医道真机缄，即是神仙真妙元。
古来学圣亦不少，几个悟彻真机关。

圣人以一贯之道，贯通天下之理，不可及矣。而医道亦宜悟一贯之旨。盖贯则通，通则无不利，而病自无矣。如人之一身上下，有不贯穿处，则病生于上下。左右有不贯穿处，则病生于左右。诚使周身节骨、毛窍无不贯穿，则气血周流，常如天地流行不已。六脉和缓，而大年可享矣。

侄孙濬川谨志

注

①机缄：事物变化的紧要之处。

②元府：本书指下焦中极穴之后，膀胱之前的体内部位。

③祖窍：印堂。

金匮石室[1]小脉案

我家读书书连屋，夜中偶翻《石室录》。
蝴蝶栩栩[2]兴有余，引人入胜教我读。
药王灯下笑相迎，命我执笔作脉鹄[3]。
我言我是大俗人，何敢案上轻举烛。
但是仙人有诏命，不得不罄南山竹。
南山之竹有万竿，挥毫落纸如云烟。
云烟之上有真我，看尽天下真病源。
不是名心重，便是利心宽，想得愁火住上窜。
不是爱痴儿，便是爱娇女，想得情火往上翻。
不是爱纹银，便是爱大钱，想得急火往上参。
不是爱赌博，便是爱棋盘，想得憋火往上攒。
不是好高卧，便是好游田[4]，想得热火往上炎。
不是爱妾娇，便是爱妓闲，想得痴火在脸前。
不是爱饮酒，便是爱肉餐，想得馋火不能眠。
不是好结客，便是好会官，想得妄火入头尖。
不是好鞍马，便是好鹰犬，想得疯火皱眉间。
不是思人阁，便是思开边，想得怒火上青天。
不是好顽童，便是好洋烟，想得淫火上层颠。

既有诸般火，必有诸般症。
痰随火上升，风随火上动。
不是结喉便结胸，或头懵[5]，或头疼，
或心颤，或耳聋，或咽干，或眼红。
或鼻衄，或肺痈，或喉呃，或胆惊。
诸如此类症，当从何处攻?
宜降火，宜除风，宜化痰，
宜清空，宜利膈，宜陷胸。
如果气不下，再加金石坠肾中。
如果火不清，再加肉[6]附[7]去收功[8]。
但是火急性不留，翻入下焦定生愁。
一切湿邪淫，皆从此处收。
流入肾囊阴必肿，仿佛腰挂水晶笼。
流入元府精必遗，仿佛美人来相持。
流入小腹便必涩，仿佛孕妇久坐胎。
流入两胯腿必酸，仿佛杖棍见上官。
流入膀胱尿必红，仿佛蒺藜包茎中。
流入大肠虫必行，仿佛崩漏接后宫。
诸如此类病，当从何处泄?
宜利水，宜清热，宜顺气，宜破血，
宜通窍，宜解结，宜疏凿，宜澄彻。
如果火不降，再加肉桂便能决。
如果气不通，再加升[9]柴[10]往上揭。
病在下者取诸上，或亦别有说。
亦有上下滞不通，病在中焦无处容。
或导痰，或决壅，或透胁，或捶胸，
或罐搬，或针松，或麸拓，或脚蹬。
前后左右善收拾，上下四旁一齐攻。
多加发表药，八万毫毛汗雨潆。
病在中者旁取之，调燮中州妙化工。
古云病机十九条，只有一二把寒消。
可知寒症甚是少，温中温外甚昭昭。

除了寒症皆是火，看透人情不可招。
况当午会火已极，乾坤欲把大丹烧。
恨不挽将河汉水，剖开人心细细浇。
但是火症有虚实，有大小，不得不从中州加意调。
实火一泻便能转，虚火不补不能消。
况乎脾土作对有肝贼，四经有病常乱摇。
恐怕因风来纵火，多培命[11]土使根牢。
可知圣人立方无甚奇，只是参透人情与天理。
情理合处便是药，大笔一下甚淋漓。
古来名医亦不少，那个洋洋洒洒如天师？
古来立脉亦甚多，那个亮亮堂堂如天师？
药王教我立案我不立，只要参透人情与天理。
情理参透便无疑，即此便是圣人小徒弟。
如谓后学心无知，我尝作有《诊脉下药诗》。
如谓后学脉不全，我尝作有《脉法续余篇》。
但是以续金匮石室录，恐辱古圣与先贤。
口中呶呶[12]说未已，谁知一身犹在青云里。
忽闻金鸡叫一声，瞥眼东方已大明。

经云：伤于七情六欲为内伤。篇中言明心重数端，妄想太甚，所以有上焦结喉等症，流入下焦阴肿等症，又有上下滞不通之症，皆情欲之所致也。治法言病在上，而准以降火诸方。病在下，而准以利水诸方。病在中，而准以导痰诸方。又有取诸下，取诸上，旁取之妙论。则上下四旁，无非调理之处，其病安有不愈者乎？再观瞥眼大明，而良工之心苦甚矣。

侄孙濬川谨志

注

①金匮石室：古代保存书契的处所。常用以比喻非常珍贵的地方。
②蝴蝶栩栩：比喻梦境。见典故“庄周梦蝶”。
③鹄：射箭的目标。
④游田：出游打猎。
⑤懵：头脑糊涂不清。
⑥肉：肉桂。（龙镇川注）

⑦附：附子。（龙镇川注）
⑧收功：引火归元。（龙镇川注）
⑨升：升麻。（龙镇川注）
⑩柴：柴胡。（龙镇川注）
⑪命：命门。（龙镇川注）
⑫呶呶：形容说话没完没了，使人生厌。

医道以气运为主

客有诮[1]于予曰：
君之治病与古大不同，自抒意见作主盟，
不怕世人作话柄，日日饶舌妄丁东[2]。
予曰：我之立说皆从气运生，气运就是医道之权衡。
看与古人有不合，实与古人正相通。
守住古方无变化，已失古人之正经。
我说气运无凭据，何不《尧典》诵一通？
《尧典》原是历数书，于今不知换了多少主人翁。
代代有差移，代代瞻中星[3]。
我说气运人不信，何不细按脉理思一通？
脉理就是中正星，与古制历正相同。
如今脉理出本位，与古大不同。
古时脉理只三部，细按三部便知清。
今时三部出本位，只看三部便不中。
必须上下去推寻，方能病症知分明。
病症知分明，方能下药无渺冥。
下药无渺冥，方能起死去回生。
不是安石好执拗，害杀一切老名公。
我之立说有主见，便是尧时中正星。
诗言刍荛[4]有一得，请君细细看一通。

注

①诮：讥讽。

②妄丁东：形容话说得荒谬不合理。

③中星：星宿名。二十八宿按一定的轨道运转，顺次每月在天中的星为之。（龙镇川注）

④刍（chú）荛（ráo）：作者自谦之辞，指诗句浅陋。

今日脉案与古稍异

古人脉案，原是一定不移。至于今日，气运亦少[①]移矣，脉道亦少移矣。必须再加鉴定方可。

人身原是小天地，天地人身总不离。
所以唐虞[②]定历数，必于人身验析夷[③]。
人身原具天地理，寒热温凉总不齐。
天若转时他便转，天若移时他便移。
自古大挠[④]制甲子，天干地支立岁基。
然而有岁差、有岁移，历代名人用心机。
寒热温凉虽仍旧，气盈朔虚尽调剂。
上推皇古初，下验当今时，要与唐虞无参差。
如今天道犹如此，如今人道安能无转移？
气运转移钦天定，脉道转移谁防维？
但拘三部九候理，恐亦有岁差，恐亦有岁移。
寒热温凉无一定，温凉补泻必不齐。
一世人命悬瓠落，何以对神农？何以对轩岐？
岂知三部以上也要思，三部以下也要维。
三部以上岂无虚实寒热理，三部以下岂无温凉补泻时？
得了上下得头脑，三部九候始无疑。
我尝上下细细思，我尝上下细细维。
不过盲人说痴话，却是循途而索埴[⑤]。
所望后学诸君子，也要细细思，也要细细维。
如今方书虽已备，如今脉理总支离[⑥]。
古人脉案甚表表，于今多不宜。
三部以上还要细细思，三部以下还要细细维。

或作为古歌，或作为风诗。

一如李时珍，灿然若列眉[⑦]。

一如王叔和，皓然若布棋。

是予之厚望也，焉得一见之？

三部九候，固古人一定之脉案。而此篇言三部以上要思，即下篇“按中指节脉上窜”之谓。三部以下要维，即下篇“按尺泽穴脉下窜，尺脉拉尾巴”之谓。盖于三部九候之外，又多一诊法也。

侄金门谨志

注

①少：同稍。

②唐虞：唐尧与虞舜的并称，亦指尧与舜的时代，古人以为太平盛世。

③析夷：指虚寂玄妙的境界。

④大挠：黄帝史官。相传他始作甲子，以干支相配纪日。

⑤埴：黏土。

⑥支离：分散，残缺。

⑦列眉：表示所见极真切，像人的眉毛那样明白显见。

今日脉症有不甚相合者，是今日气运与古稍有变迁，不可不知

右边气脉往上传，右边中指要一观。

左边血脉往上传，左边中指要一观。

我尝诊脉时，必将中指细细参。

非是后学好奇异，如今气运最为先。

气血每随气运转，三部九候宜互参。

人身原是小天地，焉能不随气运为变迁？

况当午会火已极，风从火上动，火从风上宣。

每到春夏时，一转到头颠[①]。

试看今日病，那有一个不是风火开其先？

无怪古人诊脉诊掌后，今人诊脉诊掌前。

诊了掌后诊掌前，一切病症稳如山。
三部九候不能离，三部九候不尽传。
试观名家作文章，神气每从题外传。
诗家善吟咏，风趣必自象外观[②]。
我愿今日司命者，亦要象外观，亦要题外传。
诊了掌后诊掌前，方能尽此医中真妙玄。
纵有十大名医再临凡，亦必气运为主权。
不能泥住病症无周转，不能执住脉理无变迁。
必将脉理再斟酌，必将病症再传宣。
试观唐虞历数书，如今不知换了多少小钦天。
岂知医道亦如此，我今得为后学言。

气运有变，故三部九候不能尽其传。中指一观，即按中节之谓。可与上篇参看。

任金门志

注

①**每到春夏时，一转到头颠：**四时皆有，春夏为盛，如此病症，几至十有八九。（龙镇川注）

②**象外观：**同题外传一样，象外之象，题外之题，均指意境。

脉理就是中正星，须要上下细斟

吾言脉理就是中正星，全在脉理悟精通。
如今脉理出本位，不是尽贯中指中。
尽贯中指亦时有，不可以此为正经。
一星一点皆有理，一毫一忽皆有灵。
或是人虚气不贯，按住时久方分明。
看似细小无关系，岂知脉理精通尽在中。
以为虚兮非真虚，必有假积暗暗呈。
以为寒兮非真寒，必有假热暗暗萦。
不观圣人设易去求卦，吉凶悔吝每从动处生。

吾人诊脉亦如此，毫厘丝忽见真情。
至于中指节里上下飞，二寸头上暗暗增。
清明以后霜降前，尤于此处多见端[1]。
纵是蒙医亦能知，不待予言去传宣。
不是风来便是火，不是气来便是痰。
若夫毫厘丝忽便见病，不是老医不能洞至玄。
必于此中讨消息，方见脉理之真传。
脉出本位人人有，细斟上下知的端。
不是予言多隐怪，脉外之脉甚昭然。
必兼上下始洞达，吾尝于此悟真诠。
以补脉学甚是好，刍荛一得费钻研。
镜中明月圈外注，方知神妙之境仙乎仙。

注

①清明以后霜降前，尤于此处多见端：四时皆有，夏秋之间更盛。（龙镇川注）

上焦虚火全在细加揣摩

用药之理精又精，不细揣摩必不中。
吾言一星一点皆有理，一毫一忽皆有灵。
看似虚兮非真虚，必有假积暗暗呈。
看似寒兮非真寒，必有假热暗暗萦。
此皆脾虚气不化，全无真积在其中。
此皆肝虚血不摄，全无真热之实情。
重用参[1]术[2]气自开，气一开兮便流通。
重用芎[3]归[4]血自摄，血一摄兮便冲融。
或加陈皮半夏和胃里，或加香附酒芍调肝经。
气血一旺便贯注，那有余波僭[5]上行？
不然再用杏仁芥子去发散，不然再用郁金菖蒲把寸平。
以治上焦亦有理，无不归入中州中。
不然再用小茴故纸暖气海，不然再用肉桂附子入命中。

一切僭上之火尽回来，便无一星一点往上升。
一切后起之风尽下来，便无一丝一忽往上冲。
牛黄[6]金丹[7]全不用，此皆赤壁之疑兵。
以为无积也罢了，以为无热也分明。
何必堕在疑团里，而为子莫之执中[8]？

注

①参：党参。（龙镇川注）
②术：白术。（龙镇川注）
③芎：川芎。（龙镇川注）
④归：当归。（龙镇川注）
⑤僭（jiàn）：超越本位。
⑥牛黄：牛黄散。（龙镇川注）
⑦金丹：紫金丹。（龙镇川注）
⑧子莫之执中：子莫，战国时期鲁国人；执中，坚持中庸之道（孟子认为子莫不知变通）。语出《孟子·尽心上》：“子莫执中，执中为近之，执中无权，犹执一也。”

下焦虚火与上焦虚火相同，概不得以真火治

吾言脉往上窜皆是火，亦有假火竟误我。
吾言脉往下流皆是热，亦有假热把人跌。
上焦假火已言明，下焦假热未曾说。
下焦假火多从情欲起，好酒好色无撙节[1]。
内里肾水养不住，不是遗精便尿血。
或是小便如沸汤，或是夜半长发热。
但观中上便知清，不必专向尺部去细切。
中上脉实是真火，中上脉虚是假热。
流出尺部三寸长，好如纸条把皮贴。
宜用参[2]芪[3]往上提，宜用升[4]柴[5]往上揭。

宜用龙骨牡蛎去收涩，宜用莲子莲须去清彻。
宜用宿砂益智暗暗补，宜用熟地萸肉细细折。
宜用山药云苓去养气，宜用枸杞菟丝去滋血。
此皆下焦虚热之治法，与上假火有同说。
上焦假火亦言明，故将虚火又分别。

注

①撙节：约束。
②参：党参。（龙镇川注）
③芪：黄芪。（龙镇川注）
④升：升麻。（龙镇川注）
⑤柴：柴胡。（龙镇川注）

虚火实火宜从寸头上下分

虚火实火有分别，按住寸头便知切。
脉如上窜无止息，以下三部皆澌灭[①]。
此是一定该大行，风药[②]尽用金丹掣。
若是三部皆有力，微露寸头便宜泄。
此亦一定该大行，降火金丹风尽绝[③]。
亦有二寸已露头，但是三部如车辙。
必欲此火真下来，大补气兮大补血。
此是鄙人真主见，愿与诸君说一说。
脉理细处无他言，此是时下真妙决。

注

①澌灭：消失干净。
②风药：薄荷、前胡、桔梗之类。（龙镇川注）
③降火金丹风尽绝：金丹服下，火降风自息。（龙镇川注）

脉在上下[1]，中焦[2]虚甚，脉当以中焦为主，上下带治方好

如今治病治上下，治了上下病自罢。
此皆病脉出本位，不如此治更治嗄[3]？
亦有病久上下急，中焦虚迟更可诧。
如若舍此治上下，便觉上下皆虚架。
不如三部皆补益，中焦填实真无价。
中焦填实神气旺，上下虚火立时化[4]。
上头微微清，下头微微泻。
好如由基射伯棼[5]，上下晃洋中间射。
一箭中红心，此是归根复命大治法。
我今谨告小后生，切莫舍此泥上下[6]。

注

①脉在上下：指脉出本位言。（龙镇川注）

②中焦：该三部言。（龙镇川注）

③此皆病脉出本位，不如此治更治嗄：现今如此病症，十居六七。（龙镇川注）

④中焦填实神气旺，上下虚火立时化：后天以脾胃为主，中焦一旺，万病皆已。然必真虚，方可填实。不然万病亦随之而生矣。（龙镇川注）

⑤由基射伯棼：养由基，嬴姓养氏，字叔，名由基，春秋时楚人，善射，可百步穿杨。斗越椒，芈姓斗氏，名椒，字子越，一字伯棼，春秋时期楚国令尹，也善射，发动了著名的“斗越椒之乱”，失败后被灭族。《东周列国志》增加了斗越椒和楚军小将养由基比试箭法被后者射杀的情节。

⑥切莫舍此泥上下：现今补中焦以治上下，亦间有之，但不多耳。（龙镇川注）

古今气运不同，脉理亦异，不从此处斩关夺隘，无以见手法

古今气运大不同，百年一小变，千年一大更。
更变运转不能停，只按六部便失中。
脉已移，气已冲，温凉补泻皆无功。
若依古人方，便失主人翁。
古人之脉从何起，今人之脉从何终？
古人之脉从何极，今人之脉从何生？
今人多是心中火上炎，一直冲入斗牛宫[①]。
但看中部犹是寒，岂知已驾火车到天庭[②]。
不从此处寻病源，往往不见主人翁。
欲上昆仑去报捷，必使前胡元参为先锋。
中间胸膛路已塞，全靠全蒌天冬为亲兵。
好如马服[③]下层山，秦兵百万立时倾。
但是火极从水化，翻身跳入水晶宫[④]。
水晶结甚金丹用，全靠斑蝥蓖麻作行龙。
又有十枣[⑤]作引子，川牛[⑥]川楝[⑦]为弟兄。
直透海底便无病，摩顶放踵有全功。
但是上下看所急，那边重兮那边轻。
诊脉下药宜分别，不得颠倒胡乱行。
中间三部作枢纽，或和或调使流通。
譬如作文章，今世尽是搭题为正经。
若是做上头，下头亦要融。
若是做下头，上头亦要通。
中间不过作一纽，南北官道颂平平。
今世用药多是搭题客，切勿留恋中军营。
上下招呼无懈怠，常山蛇势[⑧]精又精。
击头则尾动，击尾则头行。
若要击中间，头尾齐应承。
我设此阵去用药，却于此道甚是行。

不知将来更如何，到了那时再叮咛。

注

①斗牛宫：指头。（龙镇川注）
②天庭：火冲头顶，脉必上窜中指，不可但诊中间三部。（龙镇川注）
③马服：指赵奢。赵惠文王二十九年，因大破秦军有功，被封为马服君。
④水晶宫：指肾言。（龙镇川注）
⑤十枣：十枣汤方，见《医宗金鉴·湿症门》。（龙镇川注）
⑥川牛：川牛膝。（龙镇川注）
⑦川楝：川楝子。（龙镇川注）
⑧常山蛇势：一种首尾呼应的阵法。

今结胸症与古不同

如今气运大不同，不知不觉结当胸。
古人结症结胃口，今人结症结胸中。
古人结胃伤寒见，今人结胸百病生。
古人结胸症多死，今人结胸尚从容。
古人结胸因行早，今人结胸并未行。
不从此中讨消息，不知今日之病情。
只因午会火已极，冲入上焦气熊熊。
不用清扬清头目，大开胸膈便无功。
世人皆知下焦行，不知下焦愈行愈不中。
但看中指气迢迢，便知胸中垒块几时消。
际此运会处处有，妇人更比男子昭。
如若治此症，不用下焦行，只要上头攻。
一要去清火，清得火时上下融。
二要去除风，除得风时上下松。
三要去化痰，化得痰时上下空。
四要去决壅，决得壅时上下通。
重加牛黄[1]与金丹，只要气血分得清。

此本如今大关键，不敢胃口当当胸。
如果真实结胃口，亦须硝[2]黄[3]往下行。
非是后学好奇异，愿学君子而时中。

注

①牛黄：牛黄散。（龙镇川注）
②硝：芒硝。（龙镇川注）
③黄：大黄。（龙镇川注）

风火诸症脉论

一切头懵与头疼，尽是风火往上传。
一切眼黑与眼红，尽是风火往上传。
一切鼻衄与耳聋，尽是风火往上传。
一切喉呃与喉痛，尽是风火往上传。
一切吐血与痰迷，尽是风火往上传。
一切心颤与心悸，尽是风火往上传。
一切气逆与结胸，尽是风火往上传。
一切痨嗽与老痰，尽是风火往上传。
一切气喘与哮齁[1]，尽是风火往上传。
一切产前类伤寒，尽是风火往上传。
一切产后类癫痫，尽是风火往上传。
一切疝气与水肿，又是风火往下传[2]。
一切便浊与遗精，又是风火往下传[3]。
一切经滞与癥瘕，又是风火往下传[4]。
一切崩漏与腿疼，又是风火往下传。
一切哕呕与泄泻，又是风火互流传。
一切背疼与腰疼，又是风火互流传[5]。

以上诸症，有即三部而见者，有不即三部而见者。吾初不以为意，以为事属偶然耳。及至细细留神，一上诊，一下诊，便能知之。始知气血上窜，未有不下流者。夏秋之间，风火为最盛，举目皆是，实非三部所能拘束矣。吾概以风火治之，一药而愈。有因症而加药者，有不因症而加药者，故敢列之于下。

风火上冲之症，四时皆有，惟夏秋为最盛，霜降以后，清明以前，不过十中二三耳。此法或可以不用，惟至夏秋极盛之时，风借火势，火挟风威，几乎举目皆是。此法断不可以不用。吾自生平学医以来，凡治大病，治久病，治一切奇奇怪怪之症，但即三部九候之理，细细推思，恒觉束手无策。一上诊，一下诊，便可出奇制胜。不泥古人之意，偏得古人之心，气脉一冲而上，则诊脉不在于上乎？气脉一流而下，则诊脉不在于下乎？中间三部九候之地，反觉为虚位，为虚设。吾谓三部以上，可作一部。尺部以下，可作一部。中间三部，只为一部者，此也。吾谓治病治上下者，此也。吾谓治病如常山之蛇者，此也。吾谓今日治病，尽是搭题格者，此也。吾谓治上必取下，治下必取上，中间可作一纽者，此也。

周身之脉，皆可以备诊，古人已有此说，总不若予言为最急。天耶？时耶？命耶？非予之所敢知也。《诗》云：采葑采菲，无以下体[⑥]。或以刍荛之一得，不知有当于医否？不知有当于三部九候之理否？知我罪我，惟在于此矣。敢不列之于下？

人之头颠，与中指相应。凡是风火上中于头颠，则气脉必贯乎中指。且当贯指之时，又有初节、中节、上节之异，又有有力、无力之分。是气脉已移于上矣，尚能拘此三部九候之理乎？凡是脉气上窜，未有不下流者。穷乎上者必反下，《大易》已有明言。脉气一窜于上，则诊脉必在于上矣。脉气一流于下，则诊脉必在于下矣。吾言上诊而不言下诊，以上包乎下，阳兼乎阴也。

凡当上冲极盛之时，以治上为主，而治下次之；下流极盛之时，以治下为主，而治上次之，是上下又有轻重之分焉。且当治上治下之时，以治上治下为主，中间不过一纽耳。或补气血以接乎上下，或调气血以通乎上下，又在随时变化，不可滞于一偏也[⑦]。

且人一身之气，与天同行，上下周流无间。一窜于上，必滞于上，下间必有所不通。一流于下，必滞于下，上间必有所不顺。吾于此症，必量其轻重而加牛黄[⑧]金丹之药，以复周流无间之本体耳。

且治上焦之病，以除风为主，而清火、化痰、顺气次之。治下焦之病，以利湿为主，而清火、化痰、除风又次之。此皆有余之治法，间有不足之症[⑨]，大补中焦而愈。以上就乎下，下就乎上，真气尽归于中也。后天以脾胃为主，不其然乎？

凡当上窜之时，有显而易见者，有隐而难知者。显而易见，一药可愈。隐而难知，人多不以为然。岂知上焦一丝一点，大有关于一身之安危。试观圣人之画卦也，那画少，那画当家。再说天变于上，不过岁动星移，其机甚微，而国家之休戚[10]系焉。治病亦如此。大病久病之后，多有此象，不可不知。《素问》谓“独大者病，独小者病，独疾者病，独迟者病”，即此已露其端，况在三部九候之间乎？

吾尝治一气滞之人，三部九候，皆无其形。一诊中指而得之，影影绰绰，仅露其端。即从此处去治，一药而愈[11]。又尝见一病久之人，三部九候毫无脉线。一诊中指而得之。即从此处去治，一药而愈。况且祟脉[12]不可为典要，往往如此。出奇制胜，全在于此。吾谓题外传，象外观者，此也。能拘三部九候之理乎？凡事当论其常，不当论其变，此皆论其变也。然当如今世道与古不同，奇奇怪怪之症，举目皆是。不从此处斩关夺隘，更从何处下手哉？

吾尝治一重伤寒，两次大汗，衣被皆湿，而表症未解。诊脉毫无可见，一摸手心而得之。周身虽润而手心未润，是中气犹有未透也。又用清凉解散之品，加入其中，一药而愈。手心与脚心，皆与中心相对。是手心亦备一诊也，岂仅中指为可凭哉？

《素问》云：“百病之生于气也。”风火上冲之症，惟有气之人为最多。而当夏秋之时，虽无气之人亦然，非风而何？风者，百病之长也。不信然乎？又曰：痰能生百样怪症。风火一冲，未有无痰者。而病机十九条之论病也，惟火为最多。自我看来，大抵如今病症，以风为主，而火次之，痰与气又次之。治病者当以四者为提纲，惟寒为差少耳。然亦有不可不于四者之中加之意也。

注

①齁：鼾声。

②一切疝气与水肿，又是风火往下传：穷于上者必返下。（龙镇川注）

③一切便浊与遗精，又是风火往下传：火穷于上，心肾不交。（龙镇川注）

④一切经滞与癥瘕，又是风火往下传：经滞之人皆头疼。（龙镇川注）

⑤一切背疼与腰疼，又是风火互流传：火冲痰涎使然。（龙镇川注）

⑥采葑采菲，无以下体：葑：指芜菁；菲：指萝卜。本句以采芜菁、萝卜，不要以为只用根部好做比喻，告诫后学不要局限于三部九候的道理。

⑦或补气血以接乎上下，或调气血以通乎上下，又在随时变化，不可滞于一偏也：凡是此症，皆出于有余，补者甚少，间或有之。以气血虚甚，上下皆是虚火，一补中焦即愈，不可不知。（龙镇川注）

⑧牛黄：牛黄散。（龙镇川注）

⑨间有不足之症：皆因病久淹缠，实化为虚，不可不知。（龙镇川注）

⑩休戚：欢乐和忧愁，泛指有利的和不利的遭遇。

⑪即从此处去治，一药而愈：类此亦多。（龙镇川注）

⑫祟脉：指不正常的脉。

脉学

脉形脉象已尽传，治病全靠古圣贤。
一切三部九候理，何须鄙人肆口谈？
然而今日之文章，犹步前人之陈言。
然而今日之诗歌，犹步前人之旧编。
不妨移宫而换羽[2]，不妨改调而续弦。
况且运会有不同，况且风气有变迁。
不得泥住古人意，而忘今日之宫悬[2]。
医道亦如此，吾今得为后学一指点。

注

①移宫而换羽：宫、羽为古代乐曲中的两种曲调名。原指乐曲换调。后也比喻事情的内容有所变更。

②宫悬：古代钟磬等乐器悬挂在架上，其形制因用乐者身份地位不同而有别。帝王悬挂四面，象征宫室四面的墙壁，故名宫悬。此处借指用药规范。

脉法续余歌

自古脉法多清绝，不及节庵[1]一句说。
有力无力已分明，何必利口苦谍谍？
我尝奉此为圭臬[2]，焉敢剑上试一吷[3]？
偶于三部九候外，得个续貂诀，请为诸君说一说。
三部以上皆是火，三部以下皆是热。
火热在人有分别，总于有力无力试一决。

尝于诊脉余，偶按中指节。
或如蛇吐信，或如珠流缀。
或如针括藏，或如电明灭。
因之问其人，始知暗气结[4]。
不是多垒块，便是多妖孽[5]。
其人头必疼，其人眼必黑[6]。
其人多耳聋，其人多心热[7]。
其人中惕惕[8]，其人迷迭迭[9]。
其人多咽干，其人多心噎。
夜里多惊恐[10]，昼里时寒热[11]。
若要治此症，先清头上火，
次清心中热，略破中下亦是说[12]。
如有邪祟附，不若与之绝。
又于诊脉余，偶察尺泽穴。
未至尺泽穴，已得引绳切[13]。
上下若滞水，中外若车辙。
其人必滑精，其人必溺血[14]。
其人腿必疼，其人髓必竭。
其人茎中刀，其人腹内铁[15]。
其人行不安，其人睡不彻。
一切湿邪淫，塞住水分穴。
因之问其人，其人多不洁。
不是多流火，便是多淫亵。
若要治此症，先清膀胱火，
次清小肠热，略加升提亦是说[16]。
世上多少希奇症，尽从二处决。
若但察三部，恐无此清切。
欲问陶节庵，容我说不说？
我今已利口，幸勿为谍谍。

注

①节庵：陶节庵。（龙镇川注）
②圭臬：古时测日影以定时的器具，比喻准则或法度。
③吷（xuè）：拟声，口吹物时发出的小声音。
④暗气结：皆由暗气所至。（龙镇川注）
⑤不是多垒块，便是多妖孽：妖孽藏于垒块之中。（龙镇川注）
⑥其人眼必黑：谚云：头晕，眼黑是也。（龙镇川注）
⑦其人多心热：皆是风火上升之故。（龙镇川注）
⑧其人中惕惕：心跳、心悸、心颤、心咄。（龙镇川注）
⑨其人迷迭迭：火生风，风生痰之故。（龙镇川注）
⑩夜里多惊恐：血结阴分之故。（龙镇川注）
⑪昼里时寒热：晚间寒热皆是风木摇动之故。（龙镇川注）
⑫次清心中热，略破中下亦是说：病在上者取诸下。（龙镇川注）
⑬引绳切：即拉尾巴。（龙镇川注）
⑭其人必溺血：遗泄、淋闭，皆所不免。（龙镇川注）
⑮其人腹内铁：湿热停滞，极言之耳。（龙镇川注）
⑯次清小肠热，略加升提亦是说：病在下者取诸上。（龙镇川注）

脉不上窜，不下流，如此治

二寸脉外倒

右寸外边倒一线，右膀疼痛不能堪。
左寸外边倒一线，左膀疼痛不能堪。
皆因阳维受风寒，内外夹治方能安。
内用热药透发散，外用炒豆枕藉眠。

二寸脉内倒

右寸里边倒一线，喉疼喉干不能堪。
左寸里边倒一线，心疼心热不能堪。
此皆虚火往上炎，上下对治方能安。
只用清空药一付，加上肉[1]附[2]引归元。

肺脉心脉如针尖，皆是虚火上炎

肺脉上透如针尖，欲哕欲呕不能堪。
心肺上透如针尖，时热时疼不能堪。
一泻上焦便能愈[3]，多加酒连是真诠。

包络脉滞宜破心

包络脉滞小皮钱，心跳心悸不安然。
多用凌花[4]便能愈，细调肝肾是正端。

左尺坚硬宜服紫金丸

妇人月间疾甚深[5]，左尺坚硬不回春。
我用蜡匮紫金丸，日日服之妙入神[6]。
其实一切病结滞，无不得此便还真。
只要耐性日日食，不怕二竖[7]与为邻。

男子尺寒，热药不可通用

男子遗精本是寒，小腹疼痛尺部坚。
连请名医用肉[8]附[9]，陷入内里不安然。
时热时疼不能止，我用知[10]柏[11]立时痊[12]。

男子尺寒，宜用肉附汤，还宜保养

有一男子娶两房，病服肉[13]附[14]地黄汤。
连吃几付甚得意，云云雨雨到巫阳。
忽见尺部数无伦，热陷里边无有方[15]。

尺部热甚非知柏不解

有一寒嗽甚非常，大用胡椒炸生姜[16]。
陷入内里尺数甚，连进知[17]柏[18]始平康。

腿疼有寒热虚实之分

湿热下注腿最多，清凉利水是仙着。
亦有大热与大补，外用炒豆把腿烙。
腿粗[19]腿细[20]，有分辨，尺部虚实须细酌。

肝胃疼痛，用药有分

凡是疼痛胁肋寻，肝胃两部要辨真。
胃经须要重半夏[21]，肝经须要重桃仁[22]，
青皮[23]陈皮[24]兼利气，干姜[25]吴萸[26]去阴沉。
两部之脉如积札，牛黄[27]金丹[28]加二分。

气血总要分清楚，立方下药妙如神。

六脉如纸蒙，是风寒凝滞于外

诊一老妇脉甚穷，脉弱，上下不及尺寸。上头好似皮纸蒙。

气血尽被风凝住，不用风药必不中。

重用风药十余两，加上熟地使性平。

肺部脉宽，痰滞使然

肺部脉宽点点花，有风有火有痰呀。

头疼时乎一寒热，大用风药清肺家。

肺脉平而不动，结在心口

脉平不动是有食，想是零碎细细积。

郁金菖蒲开上焦，牵牛一到便辟易。

眼疼总要治肝

凡是眼疼总在肝，加上金丹便立痊。

况且肾经如续弦，斑蝥利气最力先[29]。

除风降火有主药，上焦风火下焦剜。

眼疼因肝经结滞

有一眼疼痛不堪，我一诊脉滞在肝。

重用青皮与桃仁[30]，当即痛止立时安。

头疼因二寸结滞

有一头疼痛不堪，我一诊脉滞寸间。

重用郁金与前胡[31]，当即痛止立时安。

右寸滞如麦屑

肺脉寸头滞麦屑，头上疼痛喉中咄。

我用二丑入风药，枕藉炒豆病立撤。

左寸滞如麦屑

心脉寸头滞麦屑，头懵头晕心中咄。

我用郁金与菖蒲，加入风药病立撤。

隆冬疼痛多是阻风为病

隆冬疼痛多是风，气脉不贯中指中[32]。

阴风入骨寒入窍，二乌[33]二活[34]最融融。

罐搬下焦能下妇人之气

老妇肝气滞不通，多是狐鬼据当中。

不用火罐搬下焦[35]，纵吃金丹仍上冲。

六脉不动宜内外兼治

六脉不动受大寒，肚里疼痛嗽不堪。
外用苍[36]附[37]去出汗，内用消化紫金丹。

六脉不动宜内外透发

六脉不动是沉寒，苍[38]半[39]麻黄宜多餐。
川乌草乌不怕燥，肉[40]附[41]吴萸更是妍。
只要熟地去坠着，内外透发始得安。
如欲一付便能愈，再加炒豆铺盖眠。

终夜不眠由于下焦结滞

有一老妇夜不眠，诊脉下焦滞而寒。
我用金丹和白芍，因她虚火冲左关。

崩症由于肺经热

崩症肺热燥不安，白及枣仁乌梅兼。
外加艾叶与赤石，一付饮之便立痊。

湿寒作热，久诊方知

湿寒作热脉甚强，初一诊时脉慌张。
诊得久时全不动，治宜利湿用二黄[42]。

女子二寸不可过于关脉

有一女子才及笄[43]，诊脉问我是甚疾。
我言二寸较关为稍大，便是她病真根底。
右寸大兮必哕呕，左寸大兮必疼积。
教她即用郁[44]桃[45]丸，便可此病立调剂。

老妇右尺全无，右边身疼不能食

老妇右尺甚虚寒，兼之气恼塞胸间。
大补命门重肉桂，浑身痛减便能餐。
参[46]芪[47]之药全不用，恐它引药上头颠。

喉疼喉肿多是风寒

喉疼喉肿数十天，一见香油便不安[48]。
我按六脉全不动，大用苍麻[49]透骨间。
加上热砖暖海底[50]，浑身汗解便加餐。
此症以汗解，亦是创治法。

治吐血不用血分药，亦是创治法

一人吐血已数天，我一诊脉是受寒。
且是与人大生气，右胁疼痛不能堪。
我用牛黄[51]大发散，一付便可立时安。
因他初起甚壮实，治血全不置心间。

少妇心脉结聚，右臂肿硬

少妇心脉小皮钱，右臂肿硬不能弯。
我用凌霄郁金去破心，加上泽漆[52]苍[53]麻[54]连。
蜈蚣蝎子[55]和内吃。一付两付便安然。

左寸如钱治法

左寸如钱厚而高，风火一涌结上焦。
男子多是痰厥症，女子多是经不调。
抉开心经再用药，郁金菖蒲甚昭昭。

痨嗽之脉尺寸皆无

老妇尺寸脉全无，中间两部亦模糊。
如此之虚虚不透，那有气血挽辘轳[56]？
夜里不能沾枕头，一沾枕头嗽都卢[57]。
我用十全大补肺，庶乎目下稍安乎！

沉寒出汗必须内外兼治

沉寒之脉贴底眠，全无鼓荡真机缄。
用尽热药不出汗，内外夹治方得安[58]。

气脑之脉治法

气脑之脉如破毡，无条无缕无丝绵。
大用苍[59]麻[60]使透发，加上熟地带金丹。
看似燥兮实不燥。必当暗暗转机关。

哕呕不必脉窜

哕呕不必脉上窜，二寸两边乱动弹。
即是风火痰上头，大清上焦是真诠。

虚实有即脉之两边而见者

虚实岂尽脉上见，六脉两边亦可断。
如是实症肉紧护，虚证从来肉懒散。

肺脉如针悬

肺脉如针上下悬，时哕时呕最难堪。

且是头痛不能忍，大泻肺经立时痊。

三部脉如皮钱

三部脉如小皮钱，湿寒作热手足瘫。

且是骨节皆肿痛，吾用利湿带养肝。

日日服之皆有验，补气和血是真诠。

治中毒[61]恶毒，六脉沉细紧数

毒蕴在里脉上酌，沉细紧数甚是恶。

不得飞龙夺命丹，焉能立时把毒削？

必须硇砂[62]之热毒，必须南星[63]之焦灼。

必须蟾蜍[64]之辛寒，必须黄丹[65]之酷虐。

必须斑蝥[66]之迅下，必须巴豆[67]之击搏。

必须雄[68]信[69]之燥烈，必须乳[70]麝[71]之开拓。

此皆阴毒脉沉细，引下廿丸酒一酌。

若是焮肿脉浮洪，清散表邪为上着。

按：飞龙夺命丹即以上诸味，共研细末，为丸备用。服之毒从汗解。附注。

中毒六脉浮洪，宜饮二仙丹[72]

六脉浮洪二仙丹，葱水痛饮汗涓涓。

紧备外风七天整，痛定毒解得生还。

二便不通有从心肺治者

有一男子二便俱不通，大为迅利毫不灵。

谁知上焦脉甚大[73]，结住痰火皆是风。

即用化痰兼降火，风药送之便有功。

牛黄[74]斑蝥作引子，上焦通时下焦通。

腑家有病宜治脏，不看脉理总不中。

女子上焦有病，宜从经脉中治

有一幼妇六脉毫不动，惟有心脉往上冲[75]。

知是经脉结下焦，心颤心悸兼心疼[76]。

我用风药带金丹，肉[77]附[78]吴萸往下通。

连吃两付病皆愈[79]，再用蜡丸细细攻[80]。

妇人关肾无脉治法

妇人脉空下半截，腿疼腰疼心里咄。

治宜大补肝肾火，兼之调气更调血。

斑蝥不妨少用些，炒豆热砖不可撤。

注

①肉：肉桂。（龙镇川注）

②附：附子。（龙镇川注）

③一泻上焦便能愈：郁金，菖蒲之类。（龙镇川注）

④凌花：凌霄花。（龙镇川注）

⑤妇人月间疾甚深：已吃多药，甚是危险。（龙镇川注）

⑥日日服之妙入神：虽是破药，不伤脾胃。（龙镇川注）

⑦二竖：语出《左传·成公十年》："公梦疾为二竖子，曰：'彼良医也，惧伤我，焉逃之？'其一曰：'居肓之上，膏之下，若我何？'医至，曰：'疾不可为也，在肓之上，膏之下，攻之不可，达之不及，药不至焉，不可为也。'"后用以称病魔。

⑧肉：肉桂。（龙镇川注）

⑨附：附子。（龙镇川注）

⑩知：知母。（龙镇川注）

⑪柏：黄柏。（龙镇川注）

⑫痓：先疼是寒，后疼是热。此症只宜温散，用肉桂、附子不免太过，况不知止乎。热气乘虚而入，牢不可破者有之。壮火食气，谁不谓然。（龙镇川注）

⑬肉：肉桂。（龙镇川注）

⑭附：附子。（龙镇川注）

⑮热陷里边无有方：虚劳底子，舍此别无可用。病在不知戒房，其死宜矣。（龙镇川注）

⑯胡椒炸生姜：各四两。（龙镇川注）

⑰知：知母。（龙镇川注）

⑱柏：黄柏。（龙镇川注）

⑲腿粗：热肿腿粗。（龙镇川注）

⑳腿细：虚寒腿细。（龙镇川注）

㉑胃经须要重半夏：气分多有痰滞。（龙镇川注）

㉒肝经须要重桃仁：肝经多有血滞。（龙镇川注）

㉓青皮：调肝。（龙镇川注）
㉔陈皮：调胃。（龙镇川注）
㉕干姜：暖胃。（龙镇川注）
㉖吴萸：暖肝。（龙镇川注）
㉗牛黄：气分用。（龙镇川注）
㉘金丹：血分用。（龙镇川注）
㉙斑蝥利气最力先：用一两个作引子。（龙镇川注）
㉚青皮与桃仁：各用七八钱。（龙镇川注）
㉛郁金与前胡：各两余。（龙镇川注）
㉜气脉不贯中指中：贯中指则为火风矣。宜清散。（龙镇川注）
㉝二乌：川乌、草乌。（龙镇川注）
㉞二活：羌活、独活。（龙镇川注）
㉟不用火罐搬下焦：吃药之后，立用罐搬玉门则愈矣。（龙镇川注）
㊱苍：苍术。（龙镇川注）
㊲附：附子。（龙镇川注）
㊳苍：苍术。（龙镇川注）
㊴半：半夏。（龙镇川注）
㊵肉：肉桂。（龙镇川注）
㊶附：附子。（龙镇川注）
㊷二黄：熟地黄和硫黄为丸，久服自愈。（龙镇川注）
㊸及笄：古代女子满15岁结发，用笄贯之，因称女子满15岁为及笄。也指已到了结婚的年龄。（龙镇川注）
㊹郁：郁金。（龙镇川注）
㊺桃：桃仁。（龙镇川注）
㊻参：党参。（龙镇川注）
㊼芪：黄芪。（龙镇川注）
㊽一见香油便不安：真寒证见。（龙镇川注）
㊾苍麻：苍术、麻黄加附子。（龙镇川注）
㊿加上热砖暖海底：因她腿冷，知是命门寒。（龙镇川注）
51牛黄：牛黄散。（龙镇川注）
52泽漆：草名。俗名猫儿眼。（龙镇川注）
53苍：苍术。（龙镇川注）
54麻：麻黄。（龙镇川注）
55蜈蚣蝎子：共为末。（龙镇川注）

㊻挽辘轳：本句指气血运行不畅。

㊼嗽都卢：咳嗽一声连一声。

㊽用尽热药不出汗，内外夹治方得安：内用热补带出汗，外用酒打、蜜打、罐子搬。（龙镇川注）

㊾苍：苍术。（龙镇川注）

㊿麻：麻黄。（龙镇川注）

61治中毒：一切禽兽肉毒皆是。（龙镇川注）

62硇砂：五分。（龙镇川注）

63南星：一钱。（龙镇川注）

64蟾蜍：一钱。（龙镇川注）

65黄丹：五分。（龙镇川注）

66斑蝥：十六个。（龙镇川注）

67巴豆：一钱去油。（龙镇川注）

68雄：明雄一钱。（龙镇川注）

69信：砒霜五。（龙镇川注）

70乳：乳香五分。（龙镇川注）

71麝：原寸少许。（龙镇川注）

72二仙丹：白矾、明雄共为细末。（龙镇川注）

73上焦脉甚大：心肺二脉皆大。（龙镇川注）

74牛黄：牛黄散。（龙镇川注）

75心脉往上冲：中指根节动。（龙镇川注）

76知是经脉结下焦，心颤心悸兼心疼：经脉结住，必上窜胞络为祟。（龙镇川注）

77肉：肉桂。（龙镇川注）

78附：附子。（龙镇川注）

79连吃两付病皆愈：六脉皆动，病自安矣。（龙镇川注）

80再用蜡丸细细攻：用黄蜡溶化，入金丹搅匀为丸，日食数丸，不久痊愈。（龙镇川注）

脉上窜、下流，如此治

喉病肺脉上窜

喉病肺脉恒上窜，寸上一寸乱动摊[①]。

湿热隐伏不肯出，风药多用凉带餐[2]。

风火疟子脉上颠

风火疟子脉上颠，用补用泻皆不占[3]。

我用风药带清凉，一付便把根子剜。

虚痨中风脉上颠

脉象打闪上下飞，虚痨风热甚可危。

我用风药七八两，加上金丹春便回[4]。

产前风症脉上颠

产前风症脉上颠，二胡[5]二活[6]艾叶兼。

加上红糖葱出汗，不怕母子俱不安。

牙疼用肉桂而愈

一人牙疼是湿寒，脉亦上窜中指间[7]。

虽然上窜无有力，只得肉桂往下牵。

加上细辛与熟地，一付便可得安全。

牙酸用肉桂而愈

一人牙疼是牙酸，虽然面肿只半边[8]。

看来是火非真火，六脉沉迟风上颠。

大用发散兼肉桂，便可真气始回旋。

脉有上窜下窜之分，一定是火

脉有一按即得真，上窜下窜如有神。

一定是火无挪移，除风[9]利湿[10]上下分。

尺部热极便下流

尺部热极往下流，不至尺泽不肯休。

现出多少怪怪症，尽与中指作对头。

不是遗精与崩带，便是癃闭二便愁。

不是湿气注腿脚，便是阴热夜半留。

既已上边看一看，又须下边搜一搜。

我言尺部拉尾巴，正可脉学作论头。

耳疼多因脉窜而然

耳疼因风到头颠，脉细无力上窜然。

内用风药去发散，外烧热砖枕藉眠。

湿热下注，脉拉尾巴

湿热下注脉细察，尺部往往拉尾巴。

腰疼腿疼并肾肿，知[11]柏[12]十枣[13]一概加。

若是尺部脉不彀[14]，大热大补犹恐差。

脉拉尾巴有左右之分

左脉尺部拉尾巴，凉血破血药多加。

若是此部脉不够，熟地萸肉肉桂最当家。

右脉尺部拉尾巴，凉气破血药多加。

若是此部脉不够，炮姜附子宿砂最当家。

二者亦要有分辨，温凉补泻方无差。

脉拉尾巴亦有虚热而然者

脉拉尾巴是湿热，不是结气便结血。

亦有虚热往下流[15]，大补中焦便回辙。

如此治法十一二[16]，与上虚热有同说[17]。

脉流左尺以下便当大泻阴分

脉流左尺二寸长，定是发热夜中央。

女子癥瘕儿痞块，无不于此知端详。

若能大泻阴分火，便可立时见药王。

脉贯中指，宜分虚实，中下亦然

脉气贯指往上冲，清空降火大除风。

若是脉气有不足，量加温补方有功。

前胡覆花不可少，元参郁金亦必中。

枣仁远志共当归，三陈[18]薏苡好和衷。

椒[19]茴[20]故纸暖下焦，金丹牛黄略带通。

脉气相同实不同，全在指下辨分明。

喉疼总要治肺

凡是喉疼总在肺，加上牛黄[21]立调剂。

况且尺部拉尾巴，此是喉咙最下系。

斑蝥一到关门开，除风降火甚得济。

二将军[22]能开风火之门

眼科喉科最是神，如何专靠二将军？

现今风火多上头，不得二将不开门。

开了关门有主药，疼痛一去便回春[23]。

头上诸病以除风为主

眼科喉科先除风，多用寒凉必不中。

多用寒凉风束住，此是先生大不通。

风不能出火不降，头上之病总牢笼。

脉出寸口以上必用行药

尺部硬了便可行，古人之言精又精。

今人如欲用行药，但看中下必不中。

风火一堕往上冲，不结下焦结喉咙。

其人头必懵，其人耳必聋。

其人心必咄，其人眼必红。

但看寸脉出本位，已驾火车到天庭。

多用风药清头目，捧住金丹使上行。

上至昆仑下海底，一切滞气尽皆松。

亦有气到海底便回来，多是狐鬼据当胸。

即用火罐搬下焦，使它立出玉门中[24]。

此症多是妇人得，那有一个老名公?

真是令人料不着，不泻上焦必不中。

我尝治此千千万，始敢如此乱丁东。

男子左尺下传，其初皆寒

男子左尺往下传，多是房事不安然。

一个纸条糊半截，平平妥妥在中间。

伸手一按无形迹，明是虚寒在里边。

其腹必积渣，其身必痛酸。

昼里多憎寒，夜里壮热连。

可惜盲医无识见，动说此是重伤寒。

多加羌[25]麻[26]去出汗，与他本底全不占。

一付两付不见效，虚虚之祸不可言。

我用热补带金丹，沉寒一去便安然。

治病须要求来历，不知来历莫妄谈。

脉以和缓为高

六脉和缓为最高，不软不硬气迢迢。

太软则弱病难愈，太刚则折魂暗飘。

脉不和缓便为病

和缓原是土之性，人禀胃气它为政[27]。
有时过细与过小，有时过粗与过盛。
有时过迟与过柔，有时过疾与过劲。
皆非胃气之本然，失了和缓便为病[28]。
况且头上窜[29]，况且脚下蹬[30]。
今日又有这毛病[31]，尤须急救正。

久病脉窜，下焦虚寒，宜引气归元

脉气飞空火上天，除风降火并金丹[32]。
若是空中脉微细，风药犹可丹[33]少研。
况乎久病气血虚，不可大开大泻仍如前。
云苓薏苡宜酌用，川椒故纸小茴添。
间有海底虚寒甚，肉[34]附[35]吴萸往下牵。
上热下寒亦不少，不可泥住脉窜是大端。

治病治上下，以覆花赭石汤为例

覆花赭石治虚呕，本是伤寒真妙诀。
我尝治病治上下，即会此意为圭臬。
病窜上焦多是风，覆花之类往上揭[36]。
病流下焦气不通，金石之类往下掣[37]。
若是中间作一纽，牛黄金丹不用说[38]。
只要善会古人意，按住三部细分别。
肝横午后热，肝肾齐横夜半热，治亦不同
肝经横滞午后热，桃仁红花青皮决。
流入下焦三寸长，知母黄柏牛膝啜。
有了此脉腿必疼，有了此脉夜必热。
利湿清热宜并用，金丹斑蝥不用说。

六部以上须要细察

我遇老妇六十年[39]，膝下儿女亦双全。
孰知一诊她里脉，却是喉咄病久缠。
此本暗气结，三部九候不能传。
但看中指动，便知火欲上青天。

中指中节动，喉间如塞绵。
中指根节动，胸中如砌砖。
大约结滞在海底，阴火上冲昆仑山。
二症必要分虚实，方能下药不至偏。
先清头上火，次开胸中痰，肉桂一引便愈痊。
如若垒块不能消，必须斗酒大黄煎。
二味宜多用，方能上头颠。
好如泰山雪，一滚到海边。
好如银河槎[40]，一棹到门前。
我治这些症，不在三部九候间。
不是好奇异，大抵运会使之然。
古人若是生今日，安知不是如此往下传？
我今抱此意，愿与古人言。

六部以下须要细察

有一庄农甚有情，夫人死了意萦萦。
每夜精魂来入梦，不知不觉龙暗行[41]。
一日请我去看看，六脉虚弱无病踪。
惟有左尺出本位，似乎相火甚不平。
其中细按有疙瘩，必是疑心暗鬼生。
其人问我是何病，我言六脉无病只遗精。
夜中仿佛美人来，时时与君有旧情。
伊闻我言笑着说，必有人对先生明。
先生既知速用药，休使美人再偷情。
即用斑蝥滑石哈，一付两付便安宁。
可知六部以下也有脉，但拘六部便不清。
六部以下细细思，思之思之鬼神通。
我尝相脉上下寻，不知不觉遇神人。
神人不言我已晓，何处不有定南针！

脉窜中指亦有寒积使然者，不可用凉药

上焦脉窜火最多，亦有寒积起风波。
皆因气滞与血滞，无有药饵去开拓。
时候久了生虚热，飞入颠顶作祟魔。

宜用二胡[42]清上火，椒[43]茴[44]故纸为正科。

干姜吴萸仍多用，烧枣十枚使坠着。

一切湿寒皆导出，芫花大戟共琢磨。

僭上之火尽引下，不用连[45]桂[46]暗交合。

岂可泥住窜上理，而忘温和之正药。

此等之人色多暗，那有真火昭灼灼。

注

①**寸上一寸乱动摊：**似有大钱一片，在皮之里。（龙镇川注）

②**风药多用凉带餐：**凉药多用，恐有以束之。故多用风药以散之，凉药自能得力。（龙镇川注）

③**不占：**不行，不可以。

④**我用风药七八两，加上金丹春便回：**金丹少用，有风药驾驭，尽从汗解，并不下泻。（龙镇川注）

⑤**二胡：**前胡、柴胡。（龙镇川注）

⑥**二活：**羌活、独活。（龙镇川注）

⑦**脉亦上窜中指间：**湿寒作热。（龙镇川注）

⑧**面肿只半边：**真寒证见。（龙镇川注）

⑨**除风：**上宜除风。（龙镇川注）

⑩**利湿：**下宜利湿。（龙镇川注）

⑪**知：**知母。（龙镇川注）

⑫**柏：**黄柏。（龙镇川注）

⑬**十枣：**十枣汤方，见前。（龙镇川注）

⑭**彀（gòu）：**把弓张满，通“够”。此处“不彀”指脉不及尺部。

⑮**虚热往下流：**虚热实热亦在有力无力中分。（龙镇川注）

⑯**治法十一二：**虚热甚少。（龙镇川注）

⑰**上虚热有同说：**上焦虚热，药加肉桂便下来。（龙镇川注）

⑱**三陈：**陈皮、半夏、茯苓。（龙镇川注）

⑲**椒：**川椒。（龙镇川注）

⑳**茴：**小茴。（龙镇川注）

㉑**牛黄：**牛黄散。（龙镇川注）

㉒**二将军：**牛黄散、紫金丹为二将军。（龙镇川注）

㉓**疼痛一去便回春：**凡是疼痛，病已入内。欲去疼痛，无有过于此者。

（龙镇川注）

㉔即用火罐搬下焦，使它立出玉门中：所搬之物，有如牛乳头、羊乳头、小鼠形者。（龙镇川注）

㉕羌：羌活。（龙镇川注）

㉖麻：麻黄。（龙镇川注）

㉗人禀胃气它为政：六脉以胃为主。（龙镇川注）

㉘为病：过则为病，即从此处去治。（龙镇川注）

㉙头上窜：脉出寸口，有到中指之颠者。（龙镇川注）

㉚脚下蹬：脉出尺部，几至尺泽之上。（龙镇川注）

㉛今日又有这毛病：午会已极方有此象，古书无有此说。（龙镇川注）

㉜金丹：牛黄散亦可。（龙镇川注）

㉝丹：金丹。（龙镇川注）

㉞肉：肉桂。（龙镇川注）

㉟附：附子。（龙镇川注）

㊱覆花之类往上揭：荆芥、防风、柴胡、前胡、羌活、独活之类。（龙镇川注）

㊲金石之类往下掣：自然铜、阳砂、赤石、滑石、礞石之类。（龙镇川注）

㊳牛黄金丹不用说：虚用党参、黄芪、当归、白芍之类。（龙镇川注）

㊴年：岁也。（龙镇川注）

㊵槎（chá）：木筏。

㊶龙暗行：喻指梦遗。（龙镇川注）

㊷二胡：柴胡、前胡。（龙镇川注）

㊸椒：川椒。（龙镇川注）

㊹茴：小茴。（龙镇川注）

㊺连：黄连。（龙镇川注）

㊻桂：肉桂。（龙镇川注）

治病以剂脉之平，脉平便无病

治病脉法精又精，只要寒热虚实剂其平。

虚者便宜补，实者便宜行①。

寒者便宜温，热者便宜清。

六脉部位分清楚②，不得颠倒胡乱行。
果然调剂上天平，便得神仙一体轻③。
我尝治一气虚陷下症，二腿疼痛不能行。
只用风药大升提④，便得神仙一体轻。
又尝治一遗精陷下症，寸关虚弱难为情。
大加升提清相火，便得神仙一体轻。
又尝治一头懵头疼症，数年服药毫不灵。
只用清空十数两，便得神仙一体轻。
治病无甚奇异方，只要寒热虚实剂其平。

按：病有偏于虚实寒热，故脉不平。若脉理既精，则温凉补泻，各得其宜，而无偏一之害，则脉自平矣。何病之有？

侄金门谨志

注

①实者便宜行：开、荡、通、和皆是行，不必定用下药。（龙镇川注）

②六脉部位分清楚：六脉各有寒热虚实，各有温凉补泻。（龙镇川注）

③便得神仙一体轻：孙真人渡河，神人亦渡河，真人执其手曰：六脉和平，非圣则仙。（龙镇川注）

④风药大升提：寸关虚而无力。（龙镇川注）

程国彭①胃神根三字诀诗

从来古圣重知生，初诊脉时便知终。
五脏和缓禀胃气，本无一病之可名。
但是祸来原不测，顷刻病起如墙倾。
主人便请去诊脉，谁知药王灵不灵？
此中有个把柄法，中候有力犹可通。
中候有力原有神②，寒热温凉药成功③。
若是中候无有力，纵然扁鹊亦回程。
淹淹缠缠三两月，病沉家人泪暗倾。
此时若要寻生路，二尺中上连根生。

沉候应指还可为，却是主人救难星。
譬如遍地皆霜雪，岭上寒梅信已通。
眼前虽未生枝叶，春回气转便发生。
此时再加补药三两付，著手成春妙化工。
胃神根子三字诀，程家恃之作二铭④。
我亦此中讨消息，不知下手灵不灵？

注

①程国彭：清代医家，著有《医学心悟》。

②有神：人之精神。（龙镇川注）

③寒热温凉药成功：药力须借人之神转动。（龙镇川注）

④二铭：指镇江《瘗鹤铭》和陕西《石门铭》。《瘗鹤铭》摩崖为南朝石刻，其笔法被历代书法家奉为“大字之祖”。《石门铭》摩崖刻于北魏永平二年，其书法体态飞逸，被书法界誉为“神品”。此处借指“胃、神、根”的脉学价值极高。

脉能洞见隐情，须要细诊

有一少男病不安，请我到家将脉看。
一诊尺部①结疙瘩，知有积热肾下缠。
他言先生诊脉须言明，方见此中真的端。
我言君本遗精不耐烦，伸手搦②住玉茎间。
留滞败精下不来，于今淋闭不能堪。
跟随之人忽大笑，声言先生脉理不能瞒。
凡类此症甚是多，岂仅一二在眼前？

注

①尺部：左尺。（龙镇川注）

②搦（nuò）：握，捏。

富贵贫贱人用药相同，实不相同

有一老妇脉干涩，彻夜咳嗽甚危殆。
我用十全大补汤，她便优优甚自在。
可知一切脉细微，只用此汤不用改。
可知一切脉濡缓，只用此汤不用改。
可知一切脉弦紧，只用此汤不用改。
可知一切脉虚弱，只用此汤不用改。
可知一切脉柔软，只用此汤不用改。
可知一切脉沉迟，只用此汤不用改。
可知一切脉疾数，只用此汤不用改。
果能认真此汤头，便可走京与串海①。
纵遇大官家，亦能调鼎鼐②。
惟有一切脉洪实，不吃承气不能得。
惟有一切脉强硬，不吃金丹③不能得。
惟有一切脉滞塞，不吃牛黄④不能得。
惟有一切脉横决，不吃十枣⑤不能得。
以治粗人甚是好，以治官家再安排。
说起这些话，好如登场之傀儡。
富贵贫贱实不同，纵是轩皇无主宰。

注

①走京与串海：指游走京城，为达官显贵诊病。
②调鼎鼐：此处用“伊尹调汤液以理国政”的典故，喻指诊治疾病。
③金丹：紫金丹。（龙镇川注）
④牛黄：牛黄散。（龙镇川注）
⑤十枣：十枣汤。（龙镇川注）

无脉之人多不死，要与神色相参

看起脉来无可言，须要神色相对参。
有了神色病易理[①]，纵是无脉亦还元。
我尝治些无脉症，不过寸口露针尖。
一见良药便竖起，昭昭彰彰度余年。
又有六脉尽窜中指间，三部全无一线牵。
大用风药加金丹，忽而脉象尽如前。
又有虚寒已极脉尽无，十全大补气模糊。
阴分模糊亦不得，加上恶露水顿苏。
又有疫病疟疾亦数场，气血枯竭脉全亡。
但用热补十数两，蔻仁一到脉如常。
更有三部九候皆周全，转眼时节染黄泉。
不是昏迷似睡着，便是暗淡起寒痰。
可知神色亦当家，不必脉理尽关天。

注

①有了神色病易理：不昏、不迷、不焦、不暗。（龙镇川注）

久病必须诊脉

人止外观便不灵，必须诊脉始知情。
我尝治一牙疼症，其人强壮甚熊熊。
伊言牙疼已二年，每到吃饭难为情。
热了一点不能食，凉了一点不能行。
必俟饭食温暖后，吃到口中始能平。
吾初观之以为火，一看脉理大不同。
内里阴寒无与比，无怪吃药屡不灵。
即用肉[①]附[②]吴萸与故纸，炮姜荜茇一样同。
一搓搓了十余两，大加升提往上行[③]。

初吃一煎全不效，再吃二煎始收功。
吾初不料此人有此脉，并有如此之牙疼。
虽依脉理去用药，时时思之总朦胧。
迟至半月始敢问，二年之病一时清。
可知圣人治病理，仅恃望闻仍不中。
一切五脏与六腑，若不诊脉怎能精？

注

①肉：肉桂。（龙镇川注）
②附：附子。（龙镇川注）
③大加升提往上行：苍术、升麻、细辛、白芷、羌活、独活之类。（龙镇川注）

左手无脉由相火败坏

人有命火是纯阳，上下流走左部旁。
若是一时伤坏了，左部上下甚光堂。
手无脉线无起伏，好似大腿肉一方。
我尝见一肿胀人，脉象如此以败亡。
又尝见一娶妾人，脉象如此亦遭殃。
皆因左手无脉线，时候不久见阎王。
可知命为一身主，全赖相火滋元阳。
若治此症预培补，肉①附②吴萸故纸姜③。
加上熟地与萸肉，方可地久并天长。

注

①肉：肉桂。（龙镇川注）
②附：附子。（龙镇川注）
③姜：黑姜。（龙镇川注）

肺脉如草节，其人多痰，亦是危症

痰症须从脉经看，肺脉头上看所安。
肺脉头上空空而，原无黏腻滞心间。
肺脉头上如草节，定是黏腻满肚缠。
有了此脉主哕呕，恼恼积里十余天。
不用皂矾去导吐，纵有仙药下亦难。
谁知一吐十余回，罗膈以上尽净宣。
犹有黏腻滞隔下，较之膈上更缠绵。
又用金丹下数回，一切黏腻始尽删。
恼恼积里尽去了，只是哕意未尽捐。
再用六一安胃里，再用金石坠肾间。
皆用红糖和入内，使他脾气暗周旋。
此皆治痰之妙诀，全在蒙医悟真诠。

脉以和缓为贵。凡是坚硬如骨头，如冰凌，如劈柴，多是坏症。如草节亦非吉象。虽然暂愈，不知将来何如也。

各种祟脉

手梢湿凉多有邪祟

一为诊脉手湿凉，定是狐鬼据中央。
若要此症立时愈，山甲为丸入麝香。

祟脉多战战

祟脉一诊忽战战，恍有飞鼠过其间[①]。
其人恍惚梦颠倒，鬼门针到便能痊。

祟脉有似电者

祟脉恒在中指间，上下飞流电一般。
肝脉时乎有也无，定有癥瘕痛不堪。

注

①祟脉一诊忽战战，恍有飞鼠过其间：脉战，身亦战。（龙镇川注）

各种难治之脉

肝脉如绳者难治

肝脉如绳紧紧牵，有虚有寒气使然。
况且脾脉有也无，噫气不上痛不堪。

肝脉如针者难治

肝脉如针中间悬，腰疼腿疼不能堪。
略加调理便见效，只恐迟久不能堪。
凡是血盛易得治，如此细细怎归元？

肝胃软弱皆难治

胃脉软弱如麻披，一身举动全无力。
肝脉软弱如麻披，一身疼痛无可为。
略用温补便见效，三日五日病又归。
皆因气血虚弱甚，药力一尽难支持。

胃中双脉如双线者难治

胃中双脉如双线，积积渣渣痛不堪。
纵然治好不时犯，淹淹缠缠饮食难。
少壮之时不如人，才至四十便瘫痪。

胃脉如针者难治

胃脉如针中间悬，隔气隔血痛不堪。
略加行药便能愈，只是饮食分外难。
无头无尾无根柢，焉能连转真机缄？

胃中吸腰者难治

我尝诊脉把胃调，谁知胃里中吸腰。
吸腰之时心上涌[①]，吸腰之时气下抛[②]。
吸腰之甚病必死，吸腰之微亦难疗。
日进焦术四五两，始得脾上命根牢。

寸头脉横如线者难治[③]

寸头一横脉如线，便是呃食小证见。
开痰利气宜常服，除风降火切莫慢。
滋养肾水往上潮，引下虚火便如贯。

左尺右尺硬如芦管者难治

右尺脉硬如芦管，大肠湿泻不能堪。

左尺脉硬如芦管，小肠淋闭不能堪。

或补命门或利水，略加升提便能安。

此中变化亦多端，惟有石淋须刀剜。

折脚之脉难治

折脚之脉[4]甚难疗，下焦亏损洞昭昭。

男子即此是死脉，女子疼腿更疼腰。

大补水火必见效[5]，时候久了命根牢。

肿胀脉如秫莛[6]当难治

脉如秫莛肝已横，一寒一热使人惊。

大补脾土以制木，或可永世得安生。

脉如蚯蚓者瘫痪

瘫痪之脉甚是长，好和蚯蚓卧中央。

不起不伏不流走，纵是仙人亦无方。

注

①心上涌：心中满。（龙镇川注）

②气下抛：多放屁。（龙镇川注）

③寸头脉横如线者难治：右寸头者居多。（龙镇川注）

④折脚之脉：无尺部。（龙镇川注）

⑤大补水火必见效：药用肉桂、附子、当归、熟地。（龙镇川注）

⑥秫莛：高粱的茎。

各种死脉

脉似除中[1]者死

我尝治一幼妇卧在床，秽气熏人不可当[2]。

左手恍惚仅有脉，右似硬骨树中央。

现居肺分必是痰，大用牛黄[3]泻胶糖。

胶糖泻尽全无脉，日进饮食似饿狼[4]。

忽然昏沉不能食，大数已到见阎王。
又尝治一老叟病在床，脉无根柢神已亡。
中间微微有结滞，略进金丹已开张。
但是枵腹[5]不因食，三日两日见阎王。
如此无神脉气象，不下已亡下亦亡。
以比伤寒号除中，想是同路走无常。

胃脉中断者必死

我治噎食把胃调，谁知胃脉断一刀[6]。
大补中焦即能食，食之数日忽魂飘。

脉如灰里蚯蚓者死

灰里蚯蚓脉无神，不起不伏渐渐伸。
老年寿终多见此，三日五日便归阴。

脉如皮条者死

脉如皮条上下伸，不软不硬亦无神。
痨症枯竭恒如此，一年半载便归阴。

脉如牛槽者死

牛槽之脉两边高，中下无根上亦飘。
气血已竟抉去了，纵有仙丹不能疗。

脉如芦管者死

脉如芦管坚硬圆，不饮不食痛不堪。
我用金丹去顺气，他便动静皆安然。
迟至两月甚得意，我知是死不敢言。
一日扬扬去看戏，即便唠血到阴间。

脉如秫莛者死

右手脉如秫莛圆，亦饮亦食不多餐。
左手脉如秫莛圆，一冷一热天晚间。
一人两脉皆已具，犹自周旋甚安然。
只因脾泻气流通[7]，便能迟死至半年。
一人脉象亦如此，全无疾痛在眼前。
我说此人是死脉，旁观以为是妄言。
未至半月忽受病，一到家中入阴间。

脉如弓弦者死

我尝诊脉脉似弦，知是死期在眼前。

即用补脾一大付，全无疾痛之可言。

未至三日便翻覆，石光电火[8]忽回旋。

脉如牛筋者死

我尝诊脉脉似筋[9]，天晚寒热时一侵。

补之不得[10]泻不得[11]，只得降火与滋阴[12]。

时候久了嗽不已，严霜一到便回身。

脉如游鱼者死

脉如游鱼在水间，尺寸不到底不连。

药吃两付便能愈，转眼时节便回旋。

此等脉象无根柢，焉能日久不变迁？

脉如线绳者死

脉如线绳上下牵，结结实实在中间。

我言如此脉象不贯串，恐怕饮食下咽难。

他言我是噎食病已久，呜呼噫嘻在眼前。

吐血脉如葱叶者死

吐血脉象甚是长，气吹葱叶好光堂。

补之不得泻不得，一寒一热见阎王。

痨症脉似革者死

痨症出头脉似革，时时作嗽气不接。

人家脉象皆圆和，此独皮上贴韭叶。

蛊症脉如刀者死

凡是蛊症脉如刀，直条条里弦一条。

脾土克尽不能食，十天半月入阴曹。

关尺火旺，鼻如烟煤者死

一身之气统于肺，鼻中干燥无生意。

伤寒瘟疫伏烟煤，皆是关尺火克制[13]。

脾虚不动者死

一身生机全在脾，脾土不动无可为。

况有肝木来克制，二目塌陷垂眼皮。

病人无神者死，脉无神者亦死

治病先把脉来摸，有了脉理好用药。
若是脉上无有病，纵遇轩岐无奈何。
但看外边昏蒙甚，已是薤露⑭种一科。
我尝治些瘟疫症，脉如麻披似甚弱。
呼之不能一语应，混混沌沌又睡着。
又尝治些老年痰甚多，六脉沉静无大错。
只是昏迷不醒人，魂魄若已离肉壳。
又尝治些少年将归阴，六脉洪大无甚恶。
但是迷闷无知识，仿佛梦寐把精夺。
大约治病先看神，有了精神好为人。
若是精神一无有，昏昏迷迷入鬼林。
况是脉道又无神，浑身血肉化飞尘。
试看天地身外身，多大精光海外临。

注

①除中：除中：古证名。指胃气败绝，而反能食的反常病证。见《伤寒论》。（龙镇川注）

②秽气熏人不可当：有尸气者多死。（龙镇川注）

③牛黄：牛黄散。（龙镇川注）

④日进饮食似饿狼：俗云“吃尽命食”。（龙镇川注）

⑤枵（xiāo）腹：空腹，人饥饿感。

⑥胃脉断一刀：有横断一刀之象。（龙镇川注）

⑦脾泻气流通：胀闷多不能免。（龙镇川注）

⑧石光电火：闪电和燧石的火光。形容速度极快。此处喻指患者迅速死亡。

⑨脉似筋：外滑而中实。（龙镇川注）

⑩补之不得：似虚非虚。（龙镇川注）

⑪泻不得：似实非实。（龙镇川注）

⑫降火与滋阴：以其脉中气不往来故也。（龙镇川注）

⑬伤寒瘟疫伏烟煤，皆是关尺火克制：多由误泻使然。（龙镇川注）

⑭薤露：指薤露歌，古代挽歌名。本处用以指患者濒临死亡。

治病先看气色，吉凶亦可予知

治病先把面来观，有吉有凶露真端。
病人那有好气色，只要鼻间微含润，面上略带鲜[①]。
无论红黄与黑白，最忌灰黯与枯干[②]。
试观老树将发芽，必有嫩色透枝尖。
试观田苗将结实，必有秀色之可餐。
即此想生意，便知人命之大关。
又或翻身去说话，一挽病人重如山。
此是阴气入骨髓，那有阳气在人间？
兼之臭气多熏人[③]，能在世上活几天？
睁眼便要看出来，医人原带数分仙。
不然何以赞造化，何以修先天？

注

①面上略带鲜：润鲜便是阳气，便是生气。（龙镇川注）
②灰黯与枯干：灰黯枯干便是阴气，便是死气。（龙镇川注）
③臭气多熏人：骨重如山，臭气熏人，皆是阴气，皆是死气。（龙镇川注）

决死生外面亦当家

死生多从脸上看，全靠脉理必不占。
或是好药正管着，脉象顿皆失固然。
或是翻覆连日夜，此时忽当睡安然。
病人恒在黑影里，伸腿赤脚拥被眠。
即出两手决生死，如此仓猝甚是难。
不如扶他坐起来，先把神情观一观。
或在黑影看不着，油纸点着看一看。
或是鼻子如烟煤，或是天柱侧一边。
或是昏迷若睡着，或是身体重如山。

即从此处决一决，已见生死之一斑。
再将脉象细审审，看与病症翻不翻。
亦有脉象如革条，亦有脉象如弓弦。
亦有脉象如蒜皮，亦有脉象如舟悬。
亦有脉象无起伏，亦有脉象坚硬圆。
此皆必死之症见，石光电火在眼前。

脉理虽足凭，间有不可凭者，不可不知

大抵相脉只相八九分，亦有一分知不真。
一则上关天，二则下关人。
如果真是该死了，脉上必无神。
如果真是该活了，脉上必有神。
有神无神甚清楚，相脉之人如何不知八九分？
亦有该死之人，不必脉上全无神。
也吃饭，也整襟，稳排大坐笑音音。
无奈一阵鬼来临，顷刻之时即归阴。
亦有该活之人，不必脉上定有神。
不知己，不知人，淹淹缠缠鬼为邻。
无奈一夕忽转轮，半夜之时即回春。
如此之症不是全没有，世上亦曾一二人。
可知人命上关天，下关人。
纵是药中仙，亦有一分知不真。
知道脉理不过治不错，焉能一一胥下定南针？
我说这样话，不是医道认不真，胥知万事由天不由人。
如果人尽作主张，葫芦谷中一把药，这回定杀多少人？

第二卷

古今用药不同

皇降而王王而霸①，世运升沉关造化。
三代以上皆纯王，三代以下必兼霸。
治化每随气运转，遵此用药真无价。
天师生于皇古初②，国初临凡将世化。
洋洋大笔甚淋漓，沧海无边把舟驾。
去今仅余二百年，石室③扬帆立时跨。
无奈俗医执不肯，案头小本把人诈。
岂是二竖未肯离，一苇作航④妄凌架。
吾独把棹不敢移，天师谓我不必怕。
洪波巨浪乱翻花，欸乃一声一齐下。
两岸人声乱惊啼，吾独船头食甘蔗。
以此方儿去治人，可谓霸中又用霸。
其实稳坐钓鱼船，未见揶揄⑤小儿把人骂。
今日谨告小后生，不学天师更学嘎？

余前治一暴得鼻血症，已经无药不投，均难稍为遏止。因视内热太甚，即用生地一斤，佐以生侧柏叶炭之类，水和生捣取汁，凉服，立获神效。后又用桃仁、红花、当归等诸和血之品，瘀血尽从大便而下，亦无后患。借此可知先生是言为不虚矣。然要看病之浅深缓急，万不可轻施重剂，致偏害而莫可挽回也。

世再晚邓汉东林春氏拜读

注

①王而霸：王，王道。本文指用性质平和的药。霸，霸道。本文指用性质毒剧的药。

②天师生于皇古初：岐伯生于黄帝时。（龙镇川注）

③石室：岐伯著《石室秘录》，多用重大之剂。（龙镇川注）

④一苇作航：用一捆芦苇作成一只小船就可以通行过去。比喻用微薄之力就可以把事情解决。

⑤揶揄：嘲笑，戏弄。

霸药亦不可少

吾谓天师药甚霸，纵有二竖亦不怕。

其实药味甚平和，和风甘雨连九夏[①]。

一切大毒药，并未绕笔下。

但具翻山倒海力，不得不谓霸。

天师之霸原是假，后学之霸乃真霸。

一切攻伐大毒药，往往用之若食蔗[②]。

岂是后学好奇异，如今世道人心甚可诧。

不用此药便不灵，用得此药回造化。

如今之人多呕逆，不用此药不能下。

如今之人多喉闭，不用此药不能下。

如今之人多塞胸，不用此药不能下。

如今之人多癥结，不用此药不能下。

如今之人多瘰疬，不用此药不能下。

如今之人多石淋，不用此药不能下。

如今之人多鬼窟，不用此药不能下。

有此奇奇怪怪症，必用奇奇怪怪药，安能舍此不用罢?

吾尝立方时，必兼此味作舟驾。

虽有堂堂正正药，舍了此味不神化。

譬如由基射伯棼，只在当面那一诈。

譬如关帝斩蔡阳，只在背后那一叱。

如此一点药[③]，也最灵，也最捷，好似神龙飞火射。

今日谨告小后主，莫谓江东无小霸。

凡用霸道毒药，其势不得不然。非有过人之识，脉理分明，病原参透，不可妄加。至炮制药时，尤要遵古今良法，百倍其功。转极毒之品，成极平之性。否则恐致误事。

孙镇川谨志

毒药按法炮制，最有奇功。篇中言呃逆等症，每因气郁所致。用此药则气血周流，上下贯通，病自愈矣。非病症察明，勿妄投。

侄孙濬川谨志

注

①九夏：九州，华夏的简称。

②一切攻伐大毒药，往往用之若食蔗：毒药得炮制之法，亦不毒矣。治病最有力。（龙镇川注）

③一点药：不必多用，一点就到。（龙镇川注）

治病有先霸后王之不同

大热大凉有几番，用得好时病立痊。
病一痊时便须已，不如和缓为上仙。
大补大泻有几番，用得好时病立痊。
病一痊时便须已，不如平妥为上仙。
凡是病症皆有偏，不得矫枉过正必不安。
好似秦人之暴虐，必得霸王之铁鞭。
一若平定了，便须治世之曹参。
治病亦如治天下，有时用霸王[1]，有时用曹参。
日饮醇酒以自乐，又有黄老那一篇。
大病已竟抉去了，全凭盖公去周旋。

治病有和缓治法，仍以和缓为是。凡大攻伐之后，邪虽去而正气亏矣。若培养稍差，致变它症，亦复不少。慎之！慎之！然尤不可因循以误事也。

林春谨识

病有可以用霸之时则霸之，可以用王之时则王之。盖医道亦宜学君子而时中也。

侄金门敬识

注

①霸王：霸药专治暴症。（龙镇川注）

病宜用金丹，不论老弱贵贱

客有问于予曰：君好用金丹，何以古人未尝言？

予曰：世道每认人心转，人心就是病根源。

畴昔[1]人心多纯良，世道亦无偏。

有病多传阳，一用大黄便安然。

如今人心多峣嶅[2]，世道亦曲弯。

有病多传阴，不用金丹便不占。

客曰：信如君所言。此药只可治丁壮，不可治连娟[3]。只可治村夫，不可治高贤。

予曰：瘟疫流行不论人，贵贱老幼一样传。

吃了多药不见效，得此一分便安然。

我尝治小儿，和入滑石立时欢[4]。

我尝治高人，丸入黄蜡立时痊。

治病只要有兼药，无非济世之舟船。

治病只要有和药，无非救苦之仙丹。

治病只论病，全在立时能豁然。

不必参苓白术散，不必真珠元麝丸。

百病皆因积滞生，不用此药必不灵。

如但积滞用大黄，尚有多窍不能通。

得了此药便贯穿，再用补益亦易痊。

得了此药便流通，再用滋养亦易安。

非是我家好迅利，如今疵疠[5]大非前。

世道每随人心转，焉能泥住古道无变迁？

纵是轩岐再治世，亦必将此再传宣。

不能舍此全不用，以为治世之神仙。

客笑予亦笑，遂各退处于无言。

注

①畴昔：从前。

②峣（yáo）嶅：山高而险，水细而绕。喻指人心复杂险恶。

③连娟：纤弱貌。

④和入滑石立时欢：紫金丹性燥，和入滑石以平之，小儿服之易纳。（龙镇川注）

⑤疵（cī）疠：疾病及灾疫。

治杂疾老病，风药行药恒相辅而行

有一老医性好用马前，不论是甚病，总以此为先[①]。

他言我好用马前，病自毛窍宣。

犹之君好用金丹，病自肠胃捐。

我言君言虽有理，只是性太偏。

谁知今日之病偏又偏，不兼二人之偏尤不占。

今日之病多从风上得，不用风药必不痊。

风药少了不中用，风药多了往上窜[②]。

不用金丹贯顶子，不能运转大遇天。

上头有病上头表，下头有病下头宣。

杂疾老病恒如此，不如此治必不安。

我尝二药一齐用，上下周流无弊端。

大抵运会使之然，我亦不敢多变迁。

注

①有一老医性好用马前，不论是甚病，总以此为先：多是杂病，尽皆丸药。（龙镇川注）

②风药多了往上窜：风药甚多，不必定是马前。（龙镇川注）

杂货汤歌

病有专补者，有专泻者，有专热者，有专凉者，惟杂症则不然，故作歌以记之。

世人用药不精良，动云医是杂货汤。

岂知医道精良亦如此，药不杂兮不成方。
但是药杂心不杂，总要病上去着忙。
不似盲医无主见，恶滥杂碎一锅汤。
或补上而泻下，或补下而泻上，必须细推详。
或补左而泻右，或补右而泻左，必须细酌量。
既欲用参芪，又要用硝黄。
既欲用连柏，又要用桂姜。
不是仙人好奇异，实是脉理生光芒。
不惟一身之症有不同，即此一经亦分张。
此中自具阴阳补泻理，曲曲折折莫荒唐。
看似杂兮实不杂，百万雄兵拥韩王。
我今专为杂症言，岂是寻常小文章。

按：病只一条，药可专用，则药不必杂也。若一人而具虚实寒热之症，故用药亦具温凉补泻之品。盖病杂，故用药亦杂。要以脉理为准。

侄金门谨志

夏秋之间用药不得不杂

病到夏秋甚是杂，虽老名医亦无法。
一症常具温凉补泻理，汗吐下法不得不齐加。
我尝遇此症，便用九里山前摆阵法。
头痛如劈是少阴，细辛白芷得多加。
心中嘈杂欲呕出，黄连滑石得多加。
浑身大热汗不流，防风二活[①]得多加。
五内干燥不能忍，芩[②]连[③]栀[④]柏[⑤]得多加。
不然先用六一牛黄[⑥]去导吐，再用煎药更觉嘉。
此症原由风木摇动无止息，所以寒火湿热乱翻花。
只要立志去平贼，金丹和入[⑦]扫根芽。
不是我心杂乱无主意，九里山旗樊哙拿。
或用葱水煎，或用醋麸拓。
内有清凉去解散，外用过热亦不瘥。

纵有霸王作病神，不过乌江去看他。

注

①二活：羌活、独活。（龙镇川注）
②芩：黄芩。（龙镇川注）
③连：黄连。（龙镇川注）
④栀：栀子。（龙镇川注）
⑤柏：黄柏。（龙镇川注）
⑥六一牛黄：六一散又加牛黄散。（龙镇川注）
⑦金丹和入：紫金丹和入汤药之中。（龙镇川注）

吐法不可废

古人治病有三法，不用汗吐便用下。
后人有言吐伤人，遂将吐法一齐罢。
岂知痰实与风火，每在上焦凌空架。
不用吐法便不灵，膈上之病如何化？
吾尝治一头懵头晕症[①]，昏昏沉沉睡不下。
自言胸满欲作呕，呕出病来胜用泻[②]。
我言吐法久不用，我要用时人尽诧。
便将六一牛黄散[③]，叠饮叠吐人人怕。
岂知痰涎吐尽便无病，不知不觉又大下。
可知病在上焦无停留，不用下药亦能下。
随用黄连清一清，一天云雾散了罢。
因悟疫邪传里表未松，浑身大热不能行。
再说羌[④]麻[⑤]去出汗，此中实满欲结胸。
只得承气并调胃，一泻二泻便安宁。
随饮茶汤一大碗，不知不觉汗已倾[⑥]。
可知治病须要看所急，该吐该下宜立行。
不必狐疑生枝节，一窍通时百窍通。
但观前症细细思，可知用兵贵先锋。

亦有猛然呕吐甚可惊。滴水入口不能容。
翻江倒海连日夜，声声叫娘不能行。
只用六一[7]恶水[8]频频压，频频压时频频倾。
但得一勺入胃里，胃中火尽便安宁。
再将清补去调燮，转眼时节又复生。
更有猛然大泻粪门开，若将肠胃涌出来。
衣带裤子提不住，腹内肠鸣似奔雷。
果然实火脉有力，便将承气去安排[9]。
实火下尽便如初，何用参[10]苓[11]仔细裁。
此皆呕因呕用、通因通用也，较上二说更深哉。

注

①头懵头晕症：头懵、头晕，痰火无疑。（龙镇川注）
②呕出病来胜用泻：必本人有欲呕之意，方可以言吐。（龙镇川注）
③六一牛黄散：六一、牛黄二散，用白矾、皂角末亦可。（龙镇川注）
④羌：羌活。（龙镇川注）
⑤麻：麻黄。（龙镇川注）
⑥汗已倾：里证通时外亦通。（龙镇川注）
⑦六一：六一散兼牛黄散。（龙镇川注）
⑧恶水：恶露布洗水以饮药。（龙镇川注）
⑨承气去安排：脉实有力宜用，不然亦须清补。（龙镇川注）
⑩参：党参。（龙镇川注）
⑪苓：茯苓。（龙镇川注）

毒药制好能治大病

毒药真正制得好，大病一见便能了。
忆昔一时大家疟，惟有土信[1]称至宝。
面包烧红用醋[2]洗，明雄[3]石膏[4]共豆[5]捣，
并合一处为仙丹，以治湿疟真绝妙。
又尝糯米炒斑蝥，以治下焦血滞窍。

又尝沙土炒马前，以治偏枯身潦倒。
多少名医不能痊，惟此三味一笔扫。
休说诸药甚是毒，斩关夺隘它最巧。
试看兴王佐命臣，那有一个和平老。

注

①土信：信石，砒霜。（龙镇川注）
②醋：一两。（龙镇川注）
③明雄：二两。（龙镇川注）
④石膏：生熟各二两。（龙镇川注）
⑤共豆：绿豆粉半斤。（龙镇川注）

毒症非用毒药不行

嘎病不曾亲手经，不知其中底里清。
我尝湿癣滞两腿，用些毒药便能轻。
可知一切疥癞[1]症，皆是阴寒湿毒结滞成。
不用信石与硇砂，不用斑蝥与蜈蚣。
不用麝香与轻粉，不用蟾酥与陀僧。
而能这毒都治了，真是挟山超海[2]同。
或用些须熬膏药，或用些须完丸行。
真是洪炉一点雪[3]，毒症还须毒药攻。

注

①疥癞：皮肤病名。俗谓头癣。
②挟山超海：夹着泰山跨越北海。喻不可能做到的事。
③洪炉一点雪：大火炉里放进一点雪，马上就会融化，不着痕迹。此处喻指病重药轻，几无疗效。

病有风火湿寒之毒，便须从此下手

如今气运大非前，病症多有毒症兼。
不用毒药却不效，一加毒药便立痊。
我尝遇些喉结症，屡次用药毫不占，一见毒药便立痊。
我尝遇些淋闭症，屡次用药毫不占，一见毒药便立痊。
我尝遇些肚疼症，屡次用药毫不占，一见毒药便立痊。
我尝遇些疮肿症，屡次用药毫不占，一见毒药便立痊。
从此知备毒药好，见了病症必审端。
看他来历有不善，即须毒药立上前。
有风毒，有火毒，用上此药能立捐。
有寒毒，有湿毒，用上此药能立剜。
虽有余波容易治，全要这里拔帜以登先。
好如项王已入牛窦里，那有不是汉江山。

关格之症，宜加二将军以行之

凡人关格气不通，缠头汗出往上行。
有一成童似中风，两手两足举不能。
直条条里卧茵席，缠头汗出往上行。
我用金丹去破血，加上风药使冲融。
果然汗出比前多，但是下焦未全通。
又用牛黄去开拓，加上风药使和同。
这回大汗满周身，两手两足皆有功。
其实脉道不见大结滞，只得舍脉从症为正宗。
二药全赖巴霜力，风药驾御俱凌空。
大黄沉浊无生气，不能通行十二经。
我用二药皆此意，每从大汗显神通。
此是我家创制法，莫说风症不可兼药行。

大药引子甚是得力

治病引子最为先，引子便是先锋官。
先锋如硬实，他自打敌前。
我尝治伤寒，大葱一把煮水煎。
我尝治吐衄，茅根一握煮水煎。
我尝治腹疼，黑豆一碗①煮水煎。
我尝治尿血，蓟根一束煮水煎。
我尝治疮肿，忍冬一掐②煮水煎。
我尝治风症，艾叶一团煮水煎。
我尝治眼红，薄荷一襟③煮水煎。
我尝治滑泻，五倍一两煮水煎。
我尝治虚热，童便一罐当水煎。
又尝姜汁一大盏，对④药治顽痰。
又尝韭汁一大杯，入药治血鲜。
又尝酩醯⑤一大壶，炒药⑥治喉干⑦。
又尝治半边，外用醋麸⑧裹腿缠。
又尝治项强，外用热砖枕藉眠。
又尝治瘰疬，外用神针把火燃⑨。
诸如此类症，引子最为先。
好似乌骓马⑩，全在霸王去著鞭。
又如青龙刀，全在关帝去传宣。
幸当用药时，不妨此笔添。

按：自古用兵最重先锋，取能冲阵开路，直捣敌巢。用药如用兵，此言大药引子亦如是也。不得谓其大而减之。

侄孙溶川谨志

注

①黑豆一碗：炒焦。（龙镇川注）
②掐：量词，用拇指和食指对捏成虎口取物的数量。
③襟：量词，用衣襟抻开兜住取物的数量。

④对：搀和。

⑤酩醯（mǐng xī）：泛指酒类。

⑥炒药：炒大黄半斤。（龙镇川注）

⑦喉干：治火呃之症。（龙镇川注）

⑧醋麸：热炒。（龙镇川注）

⑨又尝治瘰疬，外用神针把火燃：硫黄、麝、朱砂合银朱，倦入油纸，炼成丸。用针挑住，贴瘰疬上，日一次，以火然之。（龙镇川注）

⑩乌骓马：通体乌黑的良品军马。明代甄伟《西汉演义》有“乌骓马野性难驯，终被楚霸王项羽驯服，任其驱使，征战一生，最终随项羽死于垓下之战”的故事。

病在血分多从小肠而出，不必另寻出路，下法以此为正

病在血分得最多，皆因情欲起风波。
情欲多了暗受伤，一有风寒便黏着。
不是湿肿往下流，便是气恼横击搏。
不是癥瘕为聚散，便是寒热为鼓橐[①]。
此病皆自小肠出，全赖肝肾去疏凿。
与胃大肠并不挨，不必硝[②]黄[③]去开拓。
不论虚实与寒火，皆从血分去斟酌。
我尝治此千千万，无不以此为关钥。
人说下法不在此，我不与彼强聒聒[④]。

注

①鼓橐（tuó）：古时用以炉灶鼓风的皮囊，此处意指寒热为病因。

②硝：芒硝。（龙镇川注）

③黄：大黄。（龙镇川注）

④聒（guō）聒：吵闹不休。

治病不必定用此病药

凡事有滞即生热，不结气来便结血[①]。
我尝治一眼疾眼甚红，搜风凉血一齐攻。
两关不见大结滞[②]，只用金丹和药中。
吃得两付便能愈，因他破滞兼除风。
又尝治一少年腿甚疼，肿硬无头甚可惊。
因用发散和血药，加上金丹调入中。
只吃两付疼已愈，亦因破滞能除风。
可知治病全在看活泼，看得活时无不通。
金丹原非二症药，我若用时妙化工。

注

①凡事有滞即生热，不结气来便结血：万病皆从气血壅郁而生。（龙镇川注）
②两关不见大结滞：若有结滞便用酒军、醋军。（龙镇川注）

蜡匾金丹以治虚弱人，亦有神效

乡愚治病甚是难，一付不效便生端。
有一村妇虚寒甚，内里积滞结肾肝。
本该先补后攻伐，无奈性急欲速完。
只得调合加金丹，意欲一付把病剜。
谁知金丹性暴戾，积滞已久不能安。
我用黄蜡匮金丹，药性平和便有缘。
不怕积滞久不通，渐渐磨来渐渐攻。
只吃数丸有转机，再吃数丸有大功。
任是虚寒难支持，不加补药亦能中。
此真济世之菩提，此真活人之仙翁，
愿将座右书一通。

用药真诠

过燥过儒之药，久用便有变化。

人有湿寒甚不安，必须苍术硫黄与马前。

若是日用常常服，再得地黄方周全。

人有虚热甚不安，必须二芍[1]生地与车前。

若是日用常常服，再得术[2]苓[3]方周全。

不是用药好夹杂，暂服久服要细参。

暂服一偏便能了，久服必得和药入其间。

注

①二芍：赤芍、白芍。（龙镇川注）

②术：白术。（龙镇川注）

③苓：茯苓。（龙镇川注）

正治不得必用反治

久治腿疼不能了，一加升提便顺道。

久治便血不能了，一加升提便入窍。

此是回环大道理，医家用之真绝妙。

丸药真诠

丸药通利莫认真，兼通四肢方为神。

若不横行竟直走，闪下病疾何处寻？

烂积丸

大黄二丑[1]君子肉[2]，山甲[3]滑石[4]皂角[5]骨。

荞麦面为丸菔子[6]用，以之烂积甚是速[7]。

四消丸

大黄[8]二丑[9]与僵虫[10]，桃杏[11]山甲[12]石决明[13]。

外滚芒硝完丸好，此是四消用药精[14]。

丸药用补必带和方可

补气补血莫认真，补中带和方出神。

煎药纯补犹可说，久服丸药须细斟。

注

①大黄二丑：各一斤。（龙镇川注）

②君子肉：二两。（龙镇川注）

③山甲：一两。（龙镇川注）

④滑石：二两。（龙镇川注）

⑤皂角：一两。（龙镇川注）

⑥菔子：莱菔子一斤。（龙镇川注）

⑦以之烂积甚是速：山甲、皂角、菔子是此方妙处。（龙镇川注）

⑧大黄：三两。（龙镇川注）

⑨二丑：三两。（龙镇川注）

⑩僵虫：即僵蚕四钱。（龙镇川注）

⑪桃杏：桃仁三钱，杏仁三钱。（龙镇川注）

⑫山甲：二片。（龙镇川注）

⑬石决明：一两。（龙镇川注）

⑭此是四消用药精：山甲、桃仁、杏仁是此方妙处。（龙镇川注）

时下小方亦有可取

不在脉理亦有病，多少名医不中用。

竟有出个方儿甚是巧，村夫野妇竟成圣。

前日有长脚搭背，虽多用药空受罪。

有言卷住火艾用烟熏，蒸来熏去病自退。

又有大胯突硬甚可惊，多少名医治不中。

有言此是沉寒滞里边[1]，只用拓法便能生[2]。

又有少妇心翻病不宁，清原解散全无功。

有言此是火煞子，须用盐水打穴中。

打遍手弯并腿弯[3]，一针舌根便立清。

又有妄用针法气不通，用尽打药[4]毫不灵。
有言皂角末最善，装入竹筒吹肠中。
大抵病不在内里，只用外治病自已。
强似外出请先生，时下小方亦可取。

注

①沉寒滞里边：无大寒者，必不作大热。（龙镇川注）
②只用拓法便能生：葱姜炒醋麸，频拓频换。（龙镇川注）
③手弯并腿弯：手弯、腿弯打过皆青。（龙镇川注）
④打药：攻下药。

内治不得，须外治

内治外治皆要通，泥住一边便不中。
我尝遇一大便不通症，此人用此行，彼人用彼行，愈行愈不中。
我用皂角末，装入竹筒中，即将竹筒置粪门，一吹便有功。
如何能见效？纵是神仙知不清。
又尝遇一小便不通症，这人用这攻，那人用那攻，愈攻愈不中。
我用水银朱，装入鸡翎中，鸡翎入肾窍[1]，一滴便有功。
如何怎见效？纵是神仙知不清。
可知天下小方儿，皆具大神通。
只要用得着，便是君子而时中。

注

①肾窍：尿道口。

金石之药功用

金石之药能凉血除风，风火诸症宜用
人生气逆不能行，痰涎风火从此生。

实用肝横来克土，不得金石必不中。
滑石能利窍，赤石能涩精。
礞石能坠痰，朱砂能镇惊。
磁石滋肾水，赤金把火平。
避阳砂兮善凉血，自然铜兮多通经。
一切气逆不能行，必得金石始克清。
况乎金石能生水，转眼萌芽又发生。
虽与肝木相为敌，实与肝木若有情。
我今再劝司命者，还须《山经》诵一通。

金石之药治虚痨杂疾，百药不效者，甚有奇验

凉血破血金石堪，一切虚痨他能痊。
补药破药全不效，治得久时心内翻。
但用二药研为末[①]，红糖和入日日餐。
不论邪祟与狐鬼，真是神仙绝妙丹。

注

①二药研为末：避阳砂、自然铜、朱砂、礞石、琥珀之类。（龙镇川注）

巴豆赞[①]

吾尝制有牛黄散，必以巴豆盛玉碗。
吾尝制有紫金丹，必以巴豆上翠盘。
如此药料甚是毒，胡为尊宠若上仙？
上下飞行常自在，左右周流恒贯穿。
世上不知此味好，恒以大黄为主权。
岂知大黄行火不行寒，寒症用它腹塞砖。
巴豆行寒兼行火，表里周流到处安。
行火须加清凉药，行寒便自作军官[②]。
一身之宰气为主，病自气得自气宣[③]。
多少垒块不自达，必得此味始破坚。
气滞气分牛黄散，气滞血分紫金丹。

一身之气虽由肺，一身之病常在肝。
若能平肝火不动，肺中之气自安然。
何必肺中去导滞？何必胃中去化坚[4]？
吾尝治病先平贼，总因命火肝中攒[5]。
如此说来不治肺，何必牛黄散是餐？
不知病在血分十常九，病在气分仅二三。
吾尝二药一齐备，金丹用尽牛黄全。
可知病在气分甚是少，病在血分有万千。
如此说来甚是好，何不使彼[6]先着鞭。
不知此味须赖辅相力，上下周流无弊端。
不必多用止丝忽[7]，如虎生翼便为官[8]。
大黄必待入里用，此药不里亦能宣。
病在上焦恒有痰，使他化痰最娟娟。
病在上焦恒有滞，使它导滞亦便便。
但在上焦宜用少，毫厘丝忽便通宣。
病在中下能消积，或寒或火皆安然。
胃中虚寒莫多用，肝中有滞它为先。
只要多加平肝药[9]，一切百病无不痊。
我用此药号无敌，天下因此称为仙。
岂知神仙原自巴豆得，不用巴豆亦枉然。

注

①巴豆赞：非起尽油，断不可用。（龙镇川注）

②行火须加清凉药，行寒便自作军官：可以除暴安良。（龙镇川注）

③病自气得自气宣：通也。（龙镇川注）

④何必肺中去导滞？何必胃中去化坚：肺中有滞，胃中有坚，亦须去治。如此占之，以见肝中病多也。（龙镇川注）

⑤命火肝中攒：命火去入三焦胞络之中。（龙镇川注）

⑥彼：指巴豆言。（龙镇川注）

⑦丝忽：形容药量微少。

⑧官：主也。（龙镇川注）

⑨多加平肝药：巴霜加入群药之中，以为九散。（龙镇川注）

大黄说

予赞巴豆之第三夕，有一将军横空而来曰：子何视巴将军之重，视予之轻耶？岂以予之不才乎？

予曰：子虽有才，但嗜酒太甚，不可以独任，故不多言也。

将军曰：喉之役，予嗜酒三斤，而强冠以歼。吾独无三两之力乎？（有一怒妇，脉滞寸口，中下无脉，予以大黄三两、酒三斤，煎至一碗饮之，一药而愈。）

心之师，予嗜酒两碗，而伏戎以灭。吾独无四两之力乎？（有一人后心时乎刺痛。予以大黄四两、酒两碗，煎至一碗饮之，一药而愈。）

昆仑之战，予嗜酒四斤，而枭贼以诛。吾独无四两之力乎？（一人病头风，终年不愈。予以大黄四两、酒四斤，煎至一碗饮之，一药而愈。）

呃咽之战，予嗜酒三壶，而滑贼以息。吾独无半斤之力乎？（一人呃逆不止。予以大黄半斤、酒三壶，煎至一碗饮之，一药而愈。）

有功者赏，无功者罚，古之道也。子何斤斤于此乎？

且伤寒之起，瘟疫之来，非予寸步不能行。子能使巴将军肩此任乎？

予之素性嗜酒，固所不免，嗜醋亦时有之[①]。子何斤斤于此乎？

予笑，将军亦笑，遂黯然而逝，故志之。

按：以大黄之峻下，辄用至四两、半斤，未免骇人。不知大黄见酒，则性平，盖酒能升提，用酒煎则不即下行，而先上升，待将头病治住，至下行时，性已不峻矣。大黄用酒煎，斯为有制之兵。

侄孙溶川谨志

注

①嗜醋亦时有之：邪传肝经，必用醋炒。（龙镇川注）

血症，眼症，多用大黄而愈者，不可不知

血症绝少用大黄，以其与症费酌量。

若果真是大实症，其气刚，其脉强，即用大黄亦何妨？

吾尝治吐血，一两二两不足用，三两四两①始平康。

可知衄血与便血，实与此症正相当，还要细酌量②。

绝胜虚弱人，或荡胸，或涤肠，或慎酒，或戒房，淹淹缠缠见阎王。

眼症绝少用大黄，以其与症费酌量③。

若果真是大实症，其气刚，其脉强，即用大黄亦何妨？

吾尝治眼疼，一两二两不中用，三两四两始平康④。

可知眼眵与眼蒙，与此正相当，还要细酌量。

绝胜虚弱人，或归⑤地⑥，或羌⑦防⑧，或云皮，或槟榔，淹淹缠缠入膏肓。

吾今始知大黄好，只要症脉恰相当。

好如秦政之暴虐，今日正遇楚霸王。

注

①三两四两：或酒炒，或醋炒。（龙镇川注）

②细酌量：脉虚断不可用。（龙镇川注）

③眼症绝少用大黄，以其与症费酌量：眼疾多是搜风散热。（龙镇川注）

④三两四两始平康：百中一二。（龙镇川注）

⑤归：当归。（龙镇川注）

⑥地：地黄。（龙镇川注）

⑦羌：羌活。（龙镇川注）

⑧防：防风。（龙镇川注）

山甲可封平和将军

山甲亦可号将军，我尝治病屡出神。

有一妇人月病久，诸药不效死为邻。

腹疼卧床甚难忍，一为诊脉脉横陈。

即用山甲末一两，黄蜡为丸麝香匀。

日食一钱痛即止，不满十日大回春。

又有男儿虚痨久，诸药不效死为邻。

一寒一热不能止，一为诊脉积已深。

即用山甲末一两，黄蜡为丸青黛匀。
日食二钱热已止，不满十日大回春。
又有痨疾寒疟久，诸药不效死为邻。
一寒一热不能止，一为诊脉气在心。
即用山甲末二钱，郁金煎汤红糖吞。
当即平复无一病，不满十日大回春。
又有虚痨蛊症久，诸药不效死为邻。
补之不得泻不得，一为诊脉脉阴沉。
即用山甲末二钱，麝香和入茶细吞。
吃了时节忽大汗，肿硬一消即回春。
好如汾阳[①]见吐蕾，不动声色若甚亲。
百万雄兵尽慑服，那有一个作梗人。
我如药中去为政，定封山甲为将军。
大黄巴豆虽无敌，气血旺时稳称心。
若遇此症气淹淹，不得此药怎回春？
一切病积尽去了，无风无火无烟尘。
若问大黄与巴豆，定当俯首称为臣。
病到此时难为力，焉得如此怎称心？

注

①汾阳：郭子仪（697—781），唐代中兴名将、政治家、军事家。宝应元年（762），平定河中兵变有功，进封汾阳郡王。广德元年（763），仆固怀恩勾结吐蕃、回纥入侵，长安失陷，郭子仪出任关内副元帅，收复长安。永泰元年（765），吐蕃、回纥联兵入侵，在泾阳单骑说退回纥，并击溃吐蕃。

马前子赞[①]

马前大毒甚可惊，得了制法有殊功[②]。
我尝治些大风症，无不以此为先锋。
上至颠顶下涌泉，百骨百节皆流通。
譬之项王乌骓马，一到壁上便凌空。

譬之柳州白花蛇，一遇疠症便乘风。

此真天下大奇物，不可使之抑郁在土中[③]。

注

①马前子赞：若有中其毒者，饮香油自解。（龙镇川注）

②马前大毒甚可惊，得了制法有殊功：黑豆水煮三炷香时，以透为度。连豆水盛放十余日，将药捞出去皮心。用马牙沙炒焦黑，研末备用，丸散皆可。豆水埋之，以尽灭其毒。（龙镇川注）

③土中：我初见此，便埋之土中，恐人中其毒也。（龙镇川注）

斑蝥引子赞[①]

小肠不透用斑蝥，糯米炒黄[②]毒自消。

腰疼腿疼无出路，淋闭肿满受监牢。

非得此药不贯穿，焉能上下气迢迢？

注

①斑蝥引子赞：每用二枚，研入药中。（龙镇川注）

②糯米炒黄：糯米同炒，以米黄为度。（龙镇川注）

蓖麻治淋甚好[①]

蓖麻从未入汤药，谁知添入甚合作。

吾尝治血淋，必加金丹为要着。

谁知遇此症甚危，只好半天病又作。

因悟天地动静理，一翕一辟[②]通橐籥[③]。

有合必有开，欲前必先却。

即用蓖麻二十枚，以其善收合。

譬如拉大车，已竟陷泥窝。

向西不得走，只得向东薄。

俟得车活动，回头便出窝。
纵有老淋二十年，无不以此开关钥④。
可知乌梅能出汗，以其善收合。
五倍能化毒，以其善束约。
因悟唐家李邺侯⑤，终身守退以入阁。
绝胜三齐王⑥，卒遭未央祸。

注

①蓖麻治淋甚好：蓖麻性善收敛，故能万放无敌。（龙镇川注）

②一翕（xī）一辟：一合一开。

③槖籥（tuó yuè）：古代冶炼时用以鼓风吹火的装置，犹今之风箱。

④纵有老淋二十年，无不以此开关钥：加斑蝥五、六个，滑石二、三两，于漆二钱，肉桂五分，共为细末，升麻煎汤，日日饮之。（龙镇川注）

⑤李邺侯：李泌（722—789），唐朝中期政治家、谋臣、学者，位至宰相。因深得唐玄宗赏识，为杨国忠所忌，而归隐名山。安禄山叛乱，肃宗即位灵武，召他参谋军事，又为幸臣李辅国等诬陷，复隐衡岳。代宗即位，召为翰林学士，又屡为权相元载、常衮排斥，出为外官。唐德宗时升任中书侍郎、同中书门下平章事，累封邺县侯，世称“李邺侯”。贞元五年（789）病逝，被追封为“太子太傅”。

⑥三齐王：韩信（元前231－前196），西汉开国功臣、军事家，“汉初三杰”之一。韩信在击败田横后，以齐地不能没有王为由，要求刘邦封自己为“假齐王”。刘邦因忌惮其军事才干，立韩信为齐王。平定天下之后，改封为楚王，汉六年（前201）被贬为淮阴侯，最后被吕后与萧何合谋杀死于长乐宫，并被诛三族。

风毒坚硬，非用蜈蚣足不能治，全蝎亦可

有一项肿坚似铁，大抵湿寒水暗结。
我用蜈蚣足一钱，研为细末使哺啜。
和入风药去出汗，一夜蚀烂水外泄。
过了几日渐长住，内里作脓似火热。
蚀开一口脓外流，我用风药大补气与血。

过了几日又长住，一身之病尽皆撤。
又有肚疼夜无节，我研蜈蚣使哺啜。
和入汤药饮一付，从此肚疼尽皆彻[1]。
蜈蚣随人去使用，内外表里尽洞澈。
全蝎与此正相等，一切风症尽昭雪。

注

①彻：指痊愈。

人身之药胜似草头万倍

夏秋哕呕死为邻，妇人恶布最出神。
恶布为水吞滑石，一吞二吞便回春。
平地人参最难寻，其实皆在女人身。
女人身上混沌皮[1]，小儿落下等灰泥。
如能为药以济人，便是当面遇轩岐。
更有女子身上血，起死回生不用说。
得了此水以煎药，即是灵山白玉屑。

注

①混沌皮：即紫河车。（龙镇川注）

尿臊罐子治臀中恶毒

镇店便溺慎为先，一或中毒即难堪。
有一中毒臀痒甚，恨不使刀把病剜。
老臊尿罐得一个，大煮风药[1]把汤安。
脱了裤子坐罐上，略蒸一时手抓揃[2]。
庶绚恶毒尽洗净，再无杨梅生祸端。

注

①风药：荆芥、防风、羌活、独活、广椒、皂角、枯矾、芥子、火艾、老葱等之类。（龙镇川注）

②湔（jiān）：用水洗。

细辛宜大用

细辛猛烈上头颠，头疼如劈立时痊。
有了火症不必用，有了寒疼它为先。
若夫寒火夹杂候，有酒军，有酒芩，有酒连，得此拔帜以登先。
可以立大功，可以称为仙。
胜似平平淡淡药，仅仅逐队而随班。
凡用此等药，看监制，看包罗①。
有了监制与包罗，纵然多用不生波。
他如麻黄白芷与川芎，无不并此一样看。
譬如武侯在军中，魏延不敢反。
譬如汾阳掌大纛②，怀恩无变迁。
古人每每用数分，恒若禁止不敢添。
不是古人无识见，古今气运须细参。
不是后人多明哲，如今疵疠大非前。
我今幸生古人后，岂敢多改变？
犹是前人意，总要善周全。
不得不因气运为变迁，不得不因疵疠为牵连。
不怕此等药多倔强，多香窜。
有了监制它为先，有了包罗它上前。
如此英雄药，使它抑郁在土间，我亦不安然。

注

①包罗：指配伍。

②纛（dào）：古代军队里的大旗，代指统领军队的最高权力。

硫黄能治湿寒百病[1]

硫黄原是火之精，一切湿热它能清。
湿热原从寒上得，抑郁之久与热同。
热药皆补它能通[2]，疏通元府妙化工。
湿热引下便无病，故云一切湿热它能清[3]。
如若疥癣毒上壅，内吃外治皆有功。
巴豆水银共油[4]捣，以搓皮外立时轻。
更治湿寒腹甚疼，但吃此味必能通。
更治脾虚口流涎，但吃此味必得安。
更治水肿愈后复起波，但吃此味永无疴。
更治手足风痹不能行，但吃此味渐渐松。
更治妇人虚寒不坐胎，但吃此味便解怀。
吾今已七十，始知硫黄好。
加上马前与熟地，便可长生并不老[5]。

注

①硫黄能治湿寒百病：制法，用豆腐一块，入硫黄于内同煮二炷香时，取硫黄研末，面糊为丸，每服二三钱。（龙镇川注）

②热药皆补它能通：姜、桂、附子守而不走，硫黄走而不守。（龙镇川注）

③一切湿热它能清：治湿寒抑郁之热。若真火证，它焉能治。（龙镇川注）

④油：猪板油。（龙镇川注）

⑤加上马前与熟地，便可长生并不老：制马前子一两，制硫黄二两，熟地八两，共捣为丸，每服二钱，开水送下。（龙镇川注）

翻用大柴胡，实与大柴胡相表里

暴得之症皆因寒与热，传入里时不用说。
过了七日皆成火，解表解里期洞澈。
古人立下大柴胡，以治时症真妙决。
时症妙诀时症用，以治久症便不切。

久症自有久症药，与那时症大有别。
时症不过用柴胡，久症便须羌[①]防[②]苍[③]麻[④]节。
时症不过用大黄，久症便须肉附金丹啜。
犹是解表解里意，彼用寒凉此用热。
彼时表症寒往来，今时表症寒洞澈。
彼时里症心干燥，今时里症心呜咽。
看与古人治不同，实与古人无二说。
古人当此时，亦必用此诀。
非是后学好雌黄[⑤]，先圣后圣原一辙。

注

①羌：羌活。（龙镇川注）
②防：防风。（龙镇川注）
③苍：苍术。（龙镇川注）
④麻：麻黄。（龙镇川注）
⑤雌黄：古人常用雌黄涂改文字，故称乱改、乱说为妄下雌黄和信口雌黄。

麻黄桂枝汤不必泥

伤寒伤风不必过分端，医家何苦聚讼[①]谈。
伤风不过寒较浅，所以不住汗外钻。
伤寒实是寒凝重，所以一身血不宣。
其实风寒二字分不开[②]，只因人身气血未周全。
气不周兮寒凝重，血不周兮风摧残[③]。
那有寒处风不来，那有风动寒不参？
只将风寒二字谍谍讲，何如气血二字细细研？
气血有虚实，便有多药与斡旋。
何必泥住麻黄与桂枝，使人离此不能餐？
气虚更加辛[④]芷[⑤]补气内，即此便是麻黄单。
血虚便加荆[⑥]防[⑦]补血中，即此便是桂枝丸。

此皆气血之表寒，故增补气补血之多端。
若是表寒里亦寒，干姜吴萸紧相连。
若是上寒下亦寒，肉[8]附[9]故纸紧相牵。
如此气血虚寒甚，故须热补叠叠兼。
亦有气血滞而热，尤须凉破多多添。
岂无痞胀受风寒？枳[10]朴[11]硝[12]黄[13]交相关。
岂无肝横受风寒？桃[14]红[15]赤芍并上前[16]。
一切热补全不用，夹入清利此为先[17]。
所以石膏和二药，便是神龙上青天[18]。
由此以推吾所加，二药变化有万端。
即不变化仍如旧，药味何必尽如前？
麻黄不过大发汗，芎[19]归[20]二活[21]亦能兼。
桂枝不过带敛肝，荆[22]防[23]枣仁亦能参。
纵有仲景再临凡，亦必谓我善传宣。
何必聚讼口不休，动将二药讲数篇。
真是中了风症了，拉拉扯扯到人间。

张仲景二汤，实是万古不磨，然其好处不过数言尽之。而汪讱庵动讲数千言，阅之令人头晕脑闷。吾平生性躁，不善读书，故有此失。问之他人，尽以为然。故书此以见吉人辞寡之难。且其书中呶呶不已者，不一而足，吾于武成取二三策焉，始知读书者不可不奉教于孟子者也。

注

①**聚讼：**众说纷纭，久无定论。

②**风寒二字分不开：**风者，百病之长也。《素问》言风不言寒，而寒亦在其中矣。（龙镇川注）

③**气不周兮寒凝重，血不周兮风摧残：**气血壮盛，断无风寒之病。（龙镇川注）

④**辛：**细辛。（龙镇川注）

⑤**芷：**白芷。（龙镇川注）

⑥**荆：**荆芥。（龙镇川注）

⑦**防：**防风。（龙镇川注）

⑧**肉：**肉桂。（龙镇川注）

⑨附：附子。（龙镇川注）
⑩枳：枳实。（龙镇川注）
⑪朴：厚朴。（龙镇川注）
⑫硝：芒硝。（龙镇川注）
⑬黄：大黄。（龙镇川注）
⑭桃：桃仁。（龙镇川注）
⑮红：红花。（龙镇川注）
⑯赤芍并上前：内宜清泻，外宜热散。（龙镇川注）
⑰夹入清利此为先：皆兼麻黄、桂枝以散外寒。（龙镇川注）
⑱神龙上青天：大青龙汤治内热而外寒。（龙镇川注）
⑲芎：川芎。（龙镇川注）
⑳归：当归。（龙镇川注）
㉑二活：羌活、独活。（龙镇川注）
㉒荆：荆芥。（龙镇川注）
㉓防：防风。（龙镇川注）

驳汪讱庵讥陶节庵伤寒书

陶节庵伤寒书，虽未诠发仲景之方，实与仲景不相悖，便是一脉相传。汪讱庵讥之，非也。

凡事创始最为难，非圣非神无以立其先。
伤寒论起张仲景，实为一画之开天。
以后庸医多不识，全凭节庵代传宣。
虽未泥住仲景法，实与仲景无二三。
变化浅显最易读，确是庸医之舟船。
不然仲景奥妙实难测，凡琐庸医何处参？
如泥此中理，便是新莽之《诰篇》。
如执此中义，便是安石之《周官》。
以之害人最容易，岂非万古之祸端？
如此看来甚通达，何必胶柱而鼓弦？
仲景固是方书之圣人，节庵亦是继述之大贤。
世医得以有把握，世医得以有攀缘。

虽与节庵为俎豆[1]，仍是仲景为薪传。

由此以洞神中理，由此以悟妙中玄，真是万古师第一线牵。

不意汪讱庵著新篇，欲学三代之礼乐，欲用唐虞之衣冠。

不谓节庵善变化，翻谓仲景失真传。

真是舍了孔子书不读，却要学那一画去开天。

伏羲固斯文之鼻祖，恐怕舍了孔子难又难。

注

①俎（zǔ）豆：俎、豆为古代祭祀、宴会时盛肉类等食品的两种器皿，引申为祭祀和崇奉之意。此处指尊崇陶节庵。

伤寒杂病六字诀

程家字国彭，伤寒四字诀。予因而作杂病四字诀，又增“虚实”二字，方能无弊。是伤寒杂病四字诀，又为六字诀矣。

从来伤寒有万端，只此表里寒热尽其传。

不是表寒并里热，便是表热与里寒。

或是表里一样热，或是表里一样寒。

程家以此治伤寒，依脉下药各个安。

吾谓杂病有万端，只此气血寒热尽其传。

不是气寒并血热，便是气热与血寒。

或是气血一样热，或是气血一样寒。

再将寒热分虚实，方能下药无弊端。

寒热到头两条路，虚实二字要细参。

会须程门一携手，敬增二字为金丹。

寒症亦不甚少

我言寒症甚是少，药王恐我情太娇。

即现寒症一二人，看你能了不能了。

一人发热已数日，床上翻腾胡乱倒。
我为诊脉甚迟迟，胃中有物如贴草。
伊父教我用药行，我言热药到时病自了。
谁知寒甚反不宁，吃下热药心甚燥[①]。
伊言我药已大翻，我言脉和无不好。
顷刻大汗雨淋漓，一觉安眠达天晓。
我初诊时已言明，手面微汗手心燥[②]。
天灵盖上热彻骨[③]，身如火炭心噤掉[④]。
如此寒症甚是别，虽有名医不易了。
又有一人病半月，内虽阴寒外甚热。
肚里疼痛不能忍，二人扪腹始少贴。
因请盲医进大黄，连进二付身如铁。
直条条里卧茵席，二脚骨凉似霜雪[⑤]。
面无人色皮甚黄[⑥]，声不出口牙已啮。
我为诊脉脉如绳，上下弦紧似门橛。
惟有右部稍松和，一条生路从此决。
欲为用药口不开，只用金丹[⑦]使细啜。
药才入口即欲吐，二人捶胸始不噎。
略停一时疼即止，只有膨胀不能撤。
再进二钱心似火，少咽西瓜以压热。
迨至天明始大泻，一泻直长似水决。
少进面汤以安神，气渐通调脚渐热。
可知寒症亦不少，从此不敢胡乱说。
我今思之心犹骇，无怪古人肱三折。

人之天性，各自不同。有偏于火者，有偏于寒者。卷中用牛黄散、紫金丹处最多。有单用者，有常用者，有和入煎剂而用者。吾尝用之，最有奇功。但人有与此散性不谐者，服之甚是翻胃。病虽因此而愈，而人或以为霸道。大约此散见凉物则性平，见热物则性烈。纯寒之人用之则平，多火之人用之则燥。单用、常用，其功最多。若和入煎剂，宜察明病症而慎投之。

侄金门谨志

注

①谁知寒甚反不宁，吃下热药心甚燥：阴阳交战故也。（龙镇川注）
②手面微汗手心燥：寒深故也。（龙镇川注）
③天灵盖上热彻骨：寒深故也。（龙镇川注）
④身如火炭心噤掉：外虽热而心甚寒。（龙镇川注）
⑤二脚骨凉似霜雪：真寒从下起。（龙镇川注）
⑥面无人色皮甚黄：气血不达于外故也。（龙镇川注）
⑦金丹：一钱。（龙镇川注）

伤寒伤风治法

伤寒初起治法有受寒、中寒之分①

伤寒初起分两端，只泥发汗便有偏。
若是脉浮兼有力，或弦或紧在外边。
一经发汗便能愈，此是受寒非中寒。
受寒只在肌肤里，中寒已入骨髓间。
二脉不浮不弦紧，不起不伏在里边。
好似平人没有病，中候无神松懈连。
便须肉附吴萸入骨治，补气补血是正传。
温暖腠理发带汗，一付两付便安然。
此是中寒非受寒，浑身疼痛不能堪。
若但发汗必不愈，必须温里药上前。
小小蒙医多不识，故为尔等细细言。

伤寒以解表为主，未至胃腑结，断不可下②

人老气衰毛窍松，不知不觉便中风③。
两膀疼痛不能忍，小小发汗必不灵。
再说大剂透毛骨，病虽暂愈益虚中。
先用火罐搬一搬，便得身体一时轻。
再用火艾灸一灸，又得身体一时轻。
可知风自毛窍入，必得透出毛窍始能松。
更用乌附熬膏药，常常贴之方有功。

因悟伤寒病治法，不透发汗总不灵。
我尝治一重伤寒，睁眼胡说呶呶生。
我为大加发汗一两剂，谵语如故依旧形。
因摸手心干燥甚[4]，知是骨髓不透血不荣。
再加清表仍发汗，手心温润渐渐平。
因悟疫邪传胃舌干黄，燥粪不尽舌不清[5]。
犹之手心不润，还须再表。
醋军[6]酒军[7]叠代用，传阴传阳始收功。
若是伤寒传胃腑，舌不干黄外无凭[8]。
但是心烦恒闷乱[9]，得了调胃承气便安宁。
亦有传胃大下后，病虽回头火横生。
必俟进饭昏沉候，忽然一汗神顿清[10]。
皆由前日邪气传入里，风药未透骨髓中。
所以传经入里而发热，清表必加酒与葱[11]。
直中入里而发热，温暖命火加防风[12]。
必将客邪徐引出，免致后日火横生。
可知风自毛窍入，到底透出毛窍始能平。

乌附膏药方：

川乌三钱　草乌三钱　附子二钱　桑寄生三钱　独活二钱半　秦艽二钱　当归三钱　红花二钱　白芥子三钱　乳香一钱半　没药一钱半　香油　红丹

伤寒伤风有分辨，无大分辨，总以表汗为主，其异只在白芍耳

时症不外风与寒，诊脉下药要分端。
伤风必是脉和缓，浑身酸懒不能安。
伤寒必是脉弦紧，浑身搐战不能眠。
伤风手心微含润，伤寒手面涩而干。
初起病症略相似，麻黄桂枝各有单[13]。

伤寒有二

同是伤寒有重轻，二者亦要去分清。
伤寒轻者麻黄解，伤寒重者岂易平？
重须川乌与草乌，补气补血始称情。
姜桂吴萸犹多加，岂但麻黄汤为名。

伤风有二

同是伤风有两端，不可泥住桂枝单。
果然脉和无大病，桂枝一付汤立痊。
如若喉咄声嘶重，尤须肉[14]附[15]辛[16]芷[17]添。
其人受风又受寒，不加大热必不占。
我尝见此痛流汗，重用大热始得安[18]。
可知古人立方重分辨，吾人亦要善周旋。

伤寒伤风有相兼而见者

伤风虽说是风亦有寒，但看酸懈那一端。
伤寒虽说是寒亦有风，便看搐颤便知清。
二者均要去出汗，但是出汗有重轻。
阴邪痛出方能愈，阳邪再出便虚中。
故曰白芍微带敛[19]，使他寒从毛窍松。
圣人用药上天平，但看二子去问行。

寒症有伤寒、受寒、中寒之分，治亦不同

寒症初起有三端，一味发汗便有偏。
若但发汗便能愈，必是脉弦脉紧为可观[20]。
若不弦紧脉如绵，不起不伏在中间[21]。
必须大补气血[22]暖命元[23]，方可透发这阴寒。
看这阴寒怎样重，犹是受寒非中寒。
若是中寒入内里，骨头骨节尽含酸。
六脉迟滞全不动，浑身一块冰凌丸。
必须热补痛出汗，方能贞下去启元[24]。
内用肉附透脏里，外用葱姜暖丹田。
过了七日便不治，全凭急火热上前。
寒症就有怎利害，不但仲景麻黄单。

风症有伤风、受风、中风之分，治亦不同

风症初起有三端，不但桂枝去敛肝。
若仅阳邪入腠理，桂枝一付便立痊。
此本阳邪容易治，脉上和缓寧指间。
若是阴风入骨寒入窍，只在内里乱动摊。
不是大搐便大颤，毫无形影到指尖。

此是肝胆受风邪，甲木摇动支持难。

必须芎[25]归[26]羌[27]防[28]痛出汗，葱水和糖当饭餐。

又有风邪中脏涌痰涎，忽而倒地挪捶拳。

羊羔风症从此起，不是左瘫并右瘫。

此等风症入骨治，二乌[29]二活[30]大透宣。

即补气血吃两付，继进马前服壮丸[31]。

日饮皂[32]矾[33]使吐水，雷火针灸暖命元。

可知风症有阳亦有阴，还须方内细细参。

虚热不尽，风寒犹存，宜发散兼收敛

凡是风寒骨内侵，一寒一热汗津津。

再说风药去表汗，已竟汗透热不禁。

再说纯补去固表，内里风寒尚有存。

不如苍[34]麻[35]仍带用，加上五味酸枣仁。

一阖一辟天地理，动静机缄不由人。

试观做文章，一反一正方出神。

试观炼仙丹，一呼一吸便还真。

治病不知此中真消息，纵遇卢医[36]不成春。

伤寒误泻，必须再发散

伤寒未解遽[37]用泻，浑身冰凉似霜雪。

只得回头用热补，大加发散是正说。

发散缓了病不治，发散紧了即回辙。

但是回辙身热燥，动至两鼻外出血。

即用清解亦不妨，必须多方透肌热。

生蜜和酒前心打，打了前心后心折。

再进火罐搬一搬，一切热燥必渐泄。

随用清凉去解散，无不应手立时掣。

此正转败为功日，不如此治便澌灭。

岂可他误我亦误，坐视此人抱恨别。

干烧之症必须内外兼理

人有干烧滞皮中，清凉解散全无功。

多是羊毛疔露头，滞住一身热熊熊。

不如先用黄蒿一大把，拿在手中搓当胸[38]。

即和蜜水频频打[39]，见了紫点用针攻。
更取火罐搬一搬，一切滞气尽皆松。
再吃清凉去解散，无不应手立时轻。
吾尝治此千千万，断必以此为先锋。
更有锦文[40]与紫萍[41]，清凉解散与此同。
但是针法有不用，莫谓异曲而同工。
因悟人受风寒贯当胸，浑身酸懒四肢疼。
内用热药去解散，或用醋麸[42]熨有功。
可知圣人修身理，以之治病妙无穷。
养中固所以治外，治外亦所以养中。
莫谓壶中日月小，四大神洲无不通。

人身寒热有一摸手即得者

一诊脉时手甚热，知是寒向里边撤。
寒既里边作主人，热必向外去为客。
所以一摸他里手，便似出炉铁[43]。
一诊脉时手甚寒，知是热向里边弹。
热既里边作主人，寒必向外去为客。
所以一摸他里手，便似掬霜雪[44]。
亦有外寒内亦寒，五脏六腑冰凌丸。
如此之寒寒彻骨，怪得十指玉笋攒[45]。
亦有外热内亦热，五脏六腑火龙血。
如此之热热烙人，怪得十指炀灶热[46]。
更有热厥与寒厥，瘟疫条款从此设。
热厥便将大黄用，寒厥必须肉[47]附[48]折。
二厥虽然外相同，究竟内里有分别。
即请小便观一观，便将内里尽昭雪。
内里热时便黄浊[49]，内里寒时便澄彻。
此是千古不易法，以之治病有妙诀[50]。
寒热皆从伤寒见，一见此症便发汗。
亦有痰涎滞经络，一寒一热若流电。
但是按脉大不同，不弦不紧为可辨[51]。
细按儒滞亦不免，一见茶汤便流汗。

不似伤寒汗难出，见了汗时病立断。
此症虽然汗流身，到了那时病仍犯[52]。
气滞寒热从昼起，血滞寒热在夜半。
治宜斑蝥十枣汤[53]，加上化痰[54]便无患。

痰涎为祟，寒热往来，非用导吐法不行

湿热能作热与寒，凡是痨症类皆然。
况乎夏秋湿作热，常有痰涎在胸间。
十天半月不能食[55]，冷茶冷水时一餐。
不是昼里时寒热，便是夜里热与寒。
或有间日一发作，或有昼夜相接连。
细按脉理无滞结，不起不伏在中间。
谁知脉已出本位，一诊中指始了然。
或如罗纹或水旋，痰涎一涌到头颠。
用补用泻皆不效，不如导法最为先。
苍[56]半[57]为君皂[58]矾[59]研，使他饮此便涌痰。
涌出痰涎心宽绰，再无一寒一热作祟缘。
窗外明月圈外注，只要上下细周旋。

沉阴伤寒甚是难治

沉阴伤寒治甚难，干烧如鏊[60]接连天。
酒军醋军叠代用，大泻胶糖始少安。
转眼如故仍干烧，青龙[61]饮下汗亦难。
胸中虚满欲作呕，生梨咀嚼以压干。
干烧不退如何好？大煮葱水青龙煎。
痛饮一碗始出汗，骨瘦如柴支架难。
古云隆冬痼寒夏始见，吴生[62]非之甚是偏。
吾甥痼寒因尿床，隆冬褥被未尝干。
始泻胶糖终绿块，沉阴痼寒露一斑。
吾治此病甚担心，有言温补庶可痊。
吾诊此脉尽长洪，其中积渣[63]时一参。
说是沉寒实实有，如此干烧补甚难。
生梨生瓜时时压，且顾急火把眉燃。
俟得葱水痛出汗，干烧少退渐加餐。

或进滑石以压热，或进金丹以破寒[64]。

二味只须循循进，恐怕伤胃饮食难。

迟至半月稍壮实，大加金丹始得痊。

一切沉寒尽下来，再无一寒一热到眼前。

注

①伤寒初起治法有受寒、中寒之分：有三端者少，有二端者多。（龙镇川注）

②胃腑结，断不可下：胃腑结实，脉必实大，应指而起。（龙镇川注）

③中风："中"字比"受"字重，轻轻发汗必不济事。（龙镇川注）

④因摸手心干燥甚：手心、脚心与中心相应，心中不透，手心必燥，此法切不可废。（龙镇川注）

⑤疫邪传胃舌干黄，燥粪不尽舌不清：舌黄不退，还须再下。（龙镇川注）

⑥醋军：用醋军必用桃仁、红花，邪传阴分故也。（龙镇川注）

⑦酒军：用酒军必用枳实、芒硝，邪传阳分故也。（龙镇川注）

⑧舌不干黄外无凭：胃脉必实大，洪数应指。（龙镇川注）

⑨但是心烦恒闷乱：胃脉应指而起便行得。（龙镇川注）

⑩必俟进饭昏沉候，忽然一汗神顿清：饭能压虚火，不知不觉便入睡乡矣。猛然一汗，顿觉神思精爽，从前未出之汗，至此透出。（龙镇川注）

⑪清表必加酒与葱：荆芥、防风、前胡、柴胡皆可加。（龙镇川注）

⑫温暖命火加防风：麻黄、羌活、独活皆可加。（龙镇川注）

⑬麻黄桂枝各有单：麻黄汤主治伤寒，桂枝汤主治伤风，俱见仲景《伤寒论》。（龙镇川注）

⑭肉：肉桂。（龙镇川注）

⑮附：附子。（龙镇川注）

⑯辛：细辛。（龙镇川注）

⑰芷：白芷。（龙镇川注）

⑱重用大热始得安：脉上强硬可凭。（龙镇川注）

⑲白芍微带敛：桂枝汤中有白芍。（龙镇川注）

⑳脉弦脉紧为可观：宜用麻黄汤。（龙镇川注）

㉑若不弦紧脉如绵，不起不伏在中间：其人力乏，痛汗，饮水以致浑身疼痛酸懈，故见此脉也。（龙镇川注）

㉒大补气血：党参、白术、当归、熟地。（龙镇川注）

㉓暖命元：肉桂、附子、炮姜。（龙镇川注）

㉔方能贞下去启元：用以表示天道人事的循环往复，周流不息。此处指人体营卫通畅，气血周流无碍。出自《易经》：“乾：元亨利贞。”尚秉和注曰：“元亨利贞，即春夏秋冬，即东南西北，震元离亨兑利坎贞，往来循环，不忒不穷。”。（龙镇川注）

㉕芎：川芎。（龙镇川注）

㉖归：当归。（龙镇川注）

㉗羌：羌活。（龙镇川注）

㉘防：防风。（龙镇川注）

㉙二乌：川乌、草乌。（龙镇川注）

㉚二活：羌活、独活。（龙镇川注）

㉛继进马前服壮丸：方见四卷妇科附注。（龙镇川注）

㉜皂：牙皂。（龙镇川注）

㉝矾：白矾。（龙镇川注）

㉞苍：苍术。（龙镇川注）

㉟麻：麻黄。（龙镇川注）

㊱卢医：指扁鹊，战国时著名医学家，姓秦，名越人。以医术精湛，治病多奇效，故称扁鹊。

㊲遽：匆忙。

㊳黄蒿一大把，拿在手中搓当胸：前后心皆搓。（龙镇川注）

㊴即和蜜水频频打：用干酒打后，以蜜搓之。（龙镇川注）

㊵锦文：指大黄。

㊶紫萍：即浮萍。

㊷醋麸：葱姜加入炒热。（龙镇川注）

㊸便似出炉铁：寒证者多。（龙镇川注）

㊹便似掬霜雪：热证者多。（龙镇川注）

㊺如此之寒寒彻骨，怪得十指玉笋攒：必是大寒证。（龙镇川注）

㊻如此之热热烙人，怪得十指炀灶热：是大火证。（龙镇川注）

㊼肉：肉桂。（龙镇川注）

㊽附：附子。（龙镇川注）

㊾便黄浊：不黄必浊。（龙镇川注）

㊿此是千古不易法，以之治病有妙诀：寒热有因伤寒见者，有不因伤寒见者。皆因湿寒作热，痰涎滞住经络，而初起看似伤寒，实非伤寒，宜开痰，宜泻水，岂可与伤寒同日语哉？（龙镇川注）

㊿不弦不紧为可辨：弦紧是伤寒，不弦不紧是痰涎为祟。（龙镇川注）
52此症虽然汗流身，到了那时病仍犯：似乎疟疾往来。（龙镇川注）
53斑蝥十枣汤：十枣汤加斑蝥一二。（龙镇川注）
54加上化痰：前胡、橘红、厚朴之类。（龙镇川注）
55十天半月不能食：痰在胸间，胸已满矣，焉能饮食。（龙镇川注）
56苍：苍术。（龙镇川注）
57半：半夏。（龙镇川注）
58皂：皂角。（龙镇川注）
59矾：白矾。（龙镇川注）
60鏊（ào）：一种摊面食的器具。铁制，平圆，中间稍凸起。
61青龙：青龙汤方见仲景《伤寒论》。（龙镇川注）
62吴生：吴又可。（龙镇川注）
63积渣：谓脉微带刺硬。（龙镇川注）
64金丹以破塞：每吃四五丸。（龙镇川注）

伤寒瘟疫治法到底不同

伤寒瘟疫治不同，到了入胃便相通。
入了胃时便结实，一样通利一样灵。
虽然如相近，宜凉宜温总分明。
伤寒泻时火将军，大加温散方有功。
瘟疫到底用大黄，一切清利药相从。
如果寒热交相杂，还是脉理认不清。
时候久了有互用，阴阳递转或相同。

伤寒传里，与瘟疫治法相同。或清，或凉，或泻，服之均能获效。但伤寒在外，温散而愈者有之。传里，攻下而痊者有之，决不能容留日久。惟瘟疫自里达外，清解而复凉泻，清泻而复凉解，递相轮环，有经旬弥月不能身凉体净者。此二症之所以区别也。

孙镇川谨志

治瘟疫舌苔最当家

伤寒不必看舌苔，惟有瘟疫舌上来。

舌上湿黄行不得①，舌上干黄宜大开②。

酒军③醋军④必合着，行血行气仔细裁⑤。

舌上淡黑阴寒久⑥，或是深黄似香灰。

与那鱼肚湿滑甚，一切将军莫妄猜。

宜兴脆瓷干而裂，舌上虽白老树推⑦。

大小承气并调胃⑧，惟有干黑治不回⑨。

此是吴生治疫法⑩，不看脉理亦通哉。

按：瘟症舌黑如墨，重用石膏至三四两，有连服数剂，色变而生者。

仲唐附志

按：伤寒、时疫及一切杂症，凡见舌起芒刺，苔聚干黄者，宜急下之。若舌黑如墨而干者，或凉或下，勿可迟疑。恐热盛亡阴，至成逆症。如舌黑滑润，二便清利如常者，宜速滋阴生水。是已现苔，均有急象，皆不可缓，只在医人者详查而明辨可也。

孙镇川谨志

注

①舌上湿黄行不得：尚未传里，切不可行。（龙镇川注）

②舌上干黄宜大开：传里必矣，急用行药。（龙镇川注）

③酒军：传阳用。（龙镇川注）

④醋军：传阴用。（龙镇川注）

⑤行血行气仔细裁：传阳昼重，传阴夜重。（龙镇川注）

⑥舌上淡黑阴寒久：男子因阴寒而得，女子因经寒而然。（龙镇川注）

⑦舌上虽白老树推：干如树皮，虽白亦行。（龙镇川注）

⑧大小承气并调胃：舌上于甚，虽白亦行。三方并见仲景《伤寒论》。（龙镇川注）

⑨惟有干黑治不回：舌上干黑，内已坏，虽行无益。（龙镇川注）

⑩吴生治疫法：吴又可《瘟疫论》言之最详。（龙镇川注）

风火湿寒交杂，多是风木为祟

有一成童风症多，伤寒瘟疫一齐搓。
四肢冰冷是瘟疫，浑身战栗受寒过。
喉间痰喘悭[①]不出，夜里大热甚可愕。
一看此症无经纪，知是甲木摇动妄起波。
只要入手先擒贼，暗扶胃气无差讹。
外用苍[②]麻[③]去出汗，内用三陈[④]去消磨。
加上金丹往下行，一切滞气尽从阴分削。
不使胃气有所伤，便可一付起沉疴。
吾今谨告小后生，再遇此症莫惊愕。
只要脉上分清楚，只要药上无偏颇。
一切寒火交杂症，全凭认定老贼窝。
认定老贼有主意，便可立时斩妖魔。
吾今已七十，犹奉此意为金科，不敢一丝有走作。

注

①悭（qiān）：吝啬，阻滞。（龙镇川注）此处指痰黏难以咳出。
②苍：苍术。（龙镇川注）
③麻：麻黄。（龙镇川注）
④三陈：三陈汤。（龙镇川注）

治虚症以扶正气为主

论治病时只论病，不可轻意去扶正。
一切邪气犹未除，妄加补益必立横。
所以伤寒与瘟疫，不肯参[①]芪[②]竟持赠。
如若正气有大亏，虽吃名药亦不应。
不是汤头有不合，只缘正气和不动。
不用补益必不灵，邪气且将日强硬。
不如参芪为先锋，不如肉[③]附[④]为使令。

正气一足阳回来，一切阴霾[5]度尽扫净。

纵有垒块不能达，略加和药命立定。

试观虞廷去伐苗，一午干羽苗遂听。

试观文王去伐崇，一修德政崇立应。

我尝治暴脱，参芪之外无他赠[6]。

我尝治沉积，肉附之外无他敬[7]。

用里少了不当家，参芪归地常用称[8]。

虽曰治病宜除邪，不使邪气妄纵横。

如若真该用补益，亦必攻伐尽去净。

不问病症之如何，总以参芪为之政。

正气一旺能饮食[9]，虽有芥蒂[10]亦不横。

时候久了尽降伏，那有一个作蹭蹬[11]。

按：补虚之要，在扶胃气。胃气强则饮食进，饮食进则气血生。所谓得谷者生，失谷者死也。概用参芪归地以补虚，法至善耳。惟多属腻塞中宫之品，恐胃强者能受，胃弱者难当，临症犹须斟酌。

孙镇川谨志

注

①参：党参。（龙镇川注）

②芪：黄芪。（龙镇川注）

③肉：肉桂。（龙镇川注）

④附：附子。（龙镇川注）

⑤阴霾：空气中因悬浮着大量烟尘而形成的混浊现象。此处喻指病原邪气。

⑥参芪之外无他赠：用党参、黄芪，则肉桂、附子可知。（龙镇川注）

⑦肉附之外无他敬：用肉桂、附子，则党参、黄芪可知。（龙镇川注）

⑧参芪归地常用称：用党参、黄芪，未有不兼当归、熟地者。有阳不可无阴也。（龙镇川注）

⑨正气一旺能饮食：补而不能食，是不可补而补矣。（龙镇川注）

⑩芥蒂：细小的梗阻异物。此处喻指病邪。

⑪蹭蹬：遭遇挫折。此处喻指疾病迁延难愈。

治病以胃为主，不论粗细人

治病须要寻主翁[①]，失了主翁便不通。
我尝治一农妇甚强壮，不把胃虚置意中。
肝肾肺命皆暗结，便将四部用药攻。
谁知胃虚不当家，不能操纵使药行。
药不治病反生病，动与主人为敌锋。
专补胃家余带治，四经之病始渐平。
又有书香之妇同日治，脉症相同药亦同。
但是胃虚加补益，诸病如失分外精。
可知胃为转输关，一有亏损便不灵。
胃经亏损药不运，纵有名医陷入坑。
不惟无益诸经病，反与病人作难星[②]。
试观鲁家失柄三桓盛，日入台下便兴戎。
千古乱贼皆如此，尽因不认主人翁。
不知脉理也罢了，知道脉理要寻清。
农妇士妇都一样，岂可外面任溟蒙[③]？

余尝治一商人，年四十余。因劳病暑，身热燥烦。医误为伤寒，用重表之剂。遂大汗淋漓，神疲气短，口大渴，脉细无伦次，按之虚无。余曰：寒伤形为有余，暑伤气为不足。六脉虚无，伤暑明矣。急用人参三钱、麦冬三钱、五味十五粒，煎服。次日脉证俱减，又合四君子汤服之。一剂进粥碗许，继而渐倍，可谓安谷者昌矣。越宿，汗复大出，手足冷至肘膝，脉虚且数，按之如无。余曰：虚极矣，汗多不止所致耳。急服参、芪、桂、附、归、术等药，日一进，脉证乃尔。余悟曰：药之取效，必赖胃之运化。胃气虚，虽药对证，威归罔效。计必须适口之味以充胃气，参芪自然得力。遂问病者喜食羊肉否？曰：善。余曰：肉者，胃之药也。羊肉补气，与参芪同功。参芪不能取效，明是胃虚。以肉充之，胃气自强，则运化参芪，即可奏功。再取羊肉煮而食之，仍以前药投之立愈。从可知胃为一身之主，胃气强则百病立消，胃气虚则诸病交侵也。

孙镇川谨志

注

①主翁：胃为一身之主。（龙镇川注）
②反与病人作难星：胃经虚弱，药必陷入为祸。（龙镇川注）
③溟蒙：模糊不清。

胃虚不可下

有一少年气甚盛，上焦滞结下焦硬。
中焦脉虚无有力，伊欲打药把胃净。
我言胃中空空无有物，打药一到必虚横。
不惟上下皆无益，且将中间增一病。
他言我吃丸药不怨尔，果然陷入中焦没头送。
迟至数日要煎药，我言此宜开胸兼扶正。
如果胸开饮食进，再将下焦细细净。
伊言我急不能留，情愿打药把命听。
果然又陷中焦不能出，好和水牛落槛阱。
过了一月忽见面，犹然首鼠多蹭蹬。

补脾歌

治病须先明主气，主气不明空唏嘘。
问是主气何处来？一身之宰曰脾胃[①]。
生化旺时病易已，生化亏损病必繁。
凡是久病要扶脾，扶得脾时病不危[②]。
肠胃通调胸膈利，能饮能啖夫何疑？
我今告你补脾法，胃之真气出肾家[③]。
水即火之根，火即水之芽。
命火旺时脾自旺，不必离中问生涯[④]。
肾经寒甚脾必寒，肉[⑤]附[⑥]黑姜熟地[⑦]添。
若但肾虚并脾虚，纸[⑧]砂[⑨]益智肉[⑩]地[⑪]居[⑫]。

至若脾虚火杂疾病攒，无如裴子[13]大补丸。

参[14]术[15]为君带黄连，枳地实朴[16]香[17]砂[18]一齐安。

三消[19]三陈[20]皆并用[21]，炼蜜为丸和为先[22]。

以治虚痨百损症，无不应手渐渐痊。

虽然是补能导滞，痞胀疼痛并调剂。

虽然是补能流湿，疟痢痰饮便载戢[23]。

即有虚痨火旺甚，量加补脾带清金。

一切滋阴与降火，虚痨日久总宜慎。

可知参[24]术[25]苓[26]草[27]单，脾虚无病尚可餐。

脾虚有病宜去邪，谁知大明老裴仙。

参[28]芪[29]归[30]地[31]虽名药，能救气血大虚弱。

若要日用常常服，便将脾胃上关钥。

硝黄枳朴亦名药，胸中垒块立时削。

若要日用常常服，便将先天真气脱。

故曰久病之人宜丸药，无如裴仙那一着。

暴得之症多平肝，吾尝作有降贼篇。

以此相济方无弊，莫谓补脾无真传。

按：胃为水谷之海，脾为生化之源。生化旺则气血清和，诸病屏息。生化衰则气血亏损，百病交侵。非细故也。惟东垣先生，深得其旨，阐发脾胃、元气之妙，可谓呼聋振聩矣。

世之医者，徒执病形，不推病本脾胃之义，置而勿讲。如脾虚气短，似为痰喘，泥为脾热痰壅，泻以黄芩、苏子。脾虚发热，似有外感，认为风寒重以表汗。脾虚下陷，变为后重，误为积滞，下以硝、黄、枳、朴。脾虚不运，变为水胀中满，犹谓宿积不化，导以巴豆、二丑。

劳瘵脾虚，食减而恶心、溏泻，又用知柏滋阴，恣意投之。脾胃转伤而疾转笃，何可胜言？皆因未明主气之说故也。主气实而攻之，则病易愈。主气虚而攻之，则病反加。非药不能治病也，主气不能行药力也。镇治病三十余年矣。凡治内伤杂症，即产后诸虚症，反复思维，是不能取效者，实因未明主气之说也。故敢注之于下。

孙镇川谨志

注

①一身之宰曰脾胃：先天以命门为主，后天以脾胃为主。胃为水谷海，脾为生化源。（龙镇川注）

②凡是久病要扶脾，扶得脾时病不危：治病以进饮食为主。（龙镇川注）

③胃之真气出肾家：左肾属水，右肾属火。（龙镇川注）

④命火旺时脾自旺，不必离中问生涯：枣仁、远志、柏子仁能生脾土，不能生胃土。（龙镇川注）

⑤肉：肉桂。（龙镇川注）

⑥附：附子。（龙镇川注）

⑦黑姜熟地：壮火食气，不可久服。（龙镇川注）

⑧纸：故纸。（龙镇川注）

⑨砂：宿砂。（龙镇川注）

⑩益智肉：萸肉。（龙镇川注）

⑪地：熟地。（龙镇川注）

⑫居：杜仲、山药、芡实、云苓、紫河车、青盐皆可用。少火生气，可以常服。（龙镇川注）

⑬裴子：即裴一中。明代医家，世业医著《裴子言医》等。

⑭参：党参。（龙镇川注）

⑮术：白术。（龙镇川注）

⑯朴：川朴。（龙镇川注）

⑰香：木香。（龙镇川注）

⑱砂：宿砂。（龙镇川注）

⑲三消：三消饮。（龙镇川注）

⑳三陈：三陈汤。（龙镇川注）

㉑并用：方俱见《本草纲目》。（龙镇川注）

㉒和为先：不大补泻。（龙镇川注）

㉓载戢（jí）：装运收藏，此处喻指疾病痊愈。

㉔参：党参。（龙镇川注）

㉕术：白术。（龙镇川注）

㉖苓：云苓。（龙镇川注）

㉗草：甘草。（龙镇川注）

㉘参：党参。（龙镇川注）

㉙芪：黄芪。（龙镇川注）

㉚归：当归。（龙镇川注）
㉛地：熟地。（龙镇川注）

万病皆以脾胃为主

自古方术有万端，不得一贯总枉然。
吾读医书浩无涯，偶于脾胃到真家。
脾胃者真气之枢纽，命门者真气之来由。
真气发见无从见，真气运转说从头。
胃在一身常常行，无少留待无少停。
一有气凝不能行，百般疼痛从此生。
一有痰窒不能行，百般怪症从此生。
一有食滞不能行，百般胀闷从此生。
所以裴子善言医，以有脾胃在胸中。
人家教他去催生[①]，他把三陈去决壅。
视彼瞑眩[②]无知状，知是痰塞胃口气不行。
人家教他去止崩[③]，他把肠胃沉积攻。
视彼呕呃欲吐状，知是脾失健运气不行。
人家教他去调经[④]，他把肠胃积滞通。
视彼肺喘便结状，知是气滞中焦久不行。
人家教他去定心[⑤]，他把苍[⑥]半[⑦]去为君。
视彼嘈杂欲呕状，知是痰窒中州气不伸。
人家教他去安神[⑧]，他把小胃丹泻人。
视彼右关数滑甚，知是痰火气冲心。
人家教他去治腰[⑨]，他把小胃丹去消。
视彼恶心呕吐状，知是湿痰陷胯气不调。
此皆胃气之有余，拨转胃气在须臾。
若是胃气有不足，补养胃气亦不虚。
试看裴子补养法，亦有数端之堪夸：
人家教他去解结[⑩]，他把补中益气去流啜。
视彼脉迟细而虚[⑪]，知是元气不运病不撤。

人家教他去清热[12]，他把参姜五味去哺啜。

视彼脉洪数无伦[13]，呼之不能以语应，知是真气不足无收摄。

人家教他治水肿[14]，他加八味培土中[15]。

视彼汪洋水肆行，知是脾无根柢火不生。

人家教他治颠狂[16]，他加竹沥独参汤。

视彼濡缓脉气象[17]，知是胃虚火动妄飞扬。

可知胃为转输关，一身流动不能间。

无论有余不足症，总要使之若转环。

转动胃气便无病，此是治病之大关。

守住关头有把握，不要案上书如山。

经云：脾胃为后天之根本。人果脾胃调和，气血充盛，虽有病亦自无妨。一失运转之常，则百般病症，必从此生。篇中引裴子言医，大约于脾胃有余似不足者，以通利为主。不足似有余者，以补养为主。无非贯以中道。则调理脾胃，为医中之王道，诚不虚矣。不惟发明脾胃为重，且有功于裴子也。

侄金门谨志

注

①催生：宜用芎归。（龙镇川注）

②瞑眩：泛指头晕目眩。

③止崩：宜用党参、黄芪。（龙镇川注）

④调经：宜用桃仁、红花。（龙镇川注）

⑤定心：宜用枣仁、远志、人参、砂仁。（龙镇川注）

⑥苍：苍术。（龙镇川注）

⑦半：半夏。（龙镇川注）

⑧安神：宜用丹砂、龙齿、牛黄、琥珀。（龙镇川注）

⑨治腰：宜用杜仲、续断、故纸、肉桂。（龙镇川注）

⑩解结：胃中坚解不行，以下数四。（龙镇川注）

⑪脉迟细而虚：外面气弱神疲。（龙镇川注）

⑫清热：宜用黄芩、白芍之类。（龙镇川注）

⑬脉洪数无伦：外面气乏神疲。（龙镇川注）

⑭治水肿：宜用巴豆、防己之类。（龙镇川注）

⑮培土中：党参、黄芪、白术。（龙镇川注）

⑯治颠狂：宜用藜芦、细辛之类。（龙镇川注）

⑰濡缓脉气象：外面形瘦色苍。（龙镇川注）

痰症多从外面而得

人言裴子脉甚灵，吾言裴子相亦精。
病到无处寻归阁，每从痰症看神情。
不是恶心与嘈杂[1]，便是头晕并耳鸣[2]。
不是呕吐妨饮食[3]，便是瞑眩痴呆呈[4]。
苍术半夏宜多加，况有脉弦而滑为可凭。
可知妙理每从空中得，神游象外若神明。
百般怪症从此起，《素问》言之精又精[5]。

注

①恶心与嘈杂：痰凝中州故也。（龙镇川注）

②头晕并耳鸣：痰之外症。（龙镇川注）

③呕吐妨饮食：痰客中焦故也。（龙镇川注）

④瞑眩痴呆呈：痰之外候。（龙镇川注）

⑤百般怪症从此起，《素问》言之精又精：百般怪症由痰生，本于《素问》。（龙镇川注）

病从饮食男女得者甚多[1]

人之得病无多端，只因饮食男女忽受寒。
受了寒邪便凝滞，阴火阳火出此间。
一见阴火六味用[2]，一见阳火补中添[3]。
二方岂能包尽这些病？只要加减变化圆。
加减变化何处来？还从脉理细细裁。
脉理便是军机府，又能文来又能武。

注

①病从饮食男女得者甚多：《礼》云：饮食男女，人之大欲存焉。（龙镇川注）

②六味用：六味地黄汤出自朱丹溪。（按：此注有误，六味地黄汤出自宋代医家钱乙，是将张仲景肾气丸方，减去桂枝、附子二味药物）（龙镇川注）

③补中添：补中益气汤出自李东垣。（龙镇川注）

凡治久病只论当下，不必细问来由，所谓君子而时中也

治病总要论当下，不论当下便大差。
阳症[①]日久必变阴，汗吐下后邪[②]易侵。
手足未冷鼻先寒，元气虚弱好整襟。
脉虽洪数实无根，断续不整疾无伦[③]。
一似疾行无善步，不蹶山兮而蹶岑[④]。
纵有便结谵妄症[⑤]，桂附参姜细细斟[⑥]
又有阴症日久时变阳[⑦]，壮火食气实难当。
本因羸弱好温暖，桂附连进并黑姜。
热入骨髓油入面，真阴失守陷膏肓[⑧]。
咯血盗汗并遗精，犹谓虚热不可清。
岂知滋阴降火方，正为此症续命汤。
临危勒马善收拾，扑灭相火滋元阳[⑨]。
守住身体无走泄[⑩]，多书死字慎行藏[⑪]。
醒时宜坐睡宜醒[⑫]，牢把尾闾固苞桑[⑬]。
此症虽不用大凉，滋养气血是神方。

裴子治此症，亦用滋养之药。但以补脾为主，略有转关，即宜禁止滋补药，说得甚好。

不知此事甚难，非加行药断不能补。观下二篇始知治痨之难，观下二篇方得治痨之妙。此亦千古创格也。

注

①阳症：伤寒症。（龙镇川注）

②邪：寒邪。（龙镇川注）

③无伦：无次序。（龙镇川注）

④踬岑：踬，被绊倒。岑，小而高的山。

⑤便结谵妄症：元气太虚，不能运行所至。（龙镇川注）

⑥桂附参姜细细斟：有因温补而下者，有俟数日再加泻药而愈者。（龙镇川注）

⑦阴症日久时变阳：阴证，虚痨症也。（龙镇川注）

⑧热入骨髓油入面，真阴失守陷膏肓：一人虚寒，食桂附日久，陷入阴分发热。一人虚弱，食生姜、胡椒太多，陷入阴分发热。如油入面，清之甚难，多致不救。凡中此病，皆是少年人。若老年人，不惟无损，而且有益。（龙镇川注）

⑨扑灭相火滋元阳：知柏地黄汤最善。（龙镇川注）

⑩守住身体无走泄：邪陷阴分，最易走泄，少年人多死于此。（龙镇川注）

⑪慎行藏：禁酒色，止妄想，病到此时无有过于此法。（龙镇川注）

⑫醒时宜坐睡宜醒：如履如临，恐有走泄之时。（龙镇川注）

⑬苞桑：桑树之主根。本句指固护下元，以存性命。

虚痨阴热之症

（此症）非加补脾之药必不愈，欲加补脾之药，不泻元府之阴热，断不能加也。此中斩关夺隘，正是人鬼分界处，全在眼明手快，相其机宜而乘之耳。

世间治病最为难，惟有虚痨须细参。
不用滋阴降火药，他必不安然。
多用滋阴降火药，他亦不安然。
滋阴降火败脾元，败了脾元是祸端。
不是溏泻防饮食，便是虚嗽涌寒痰。
此时须有补脾法，使他暗暗转机关。
寻常阴阳交胜理[①]，犹有隔拒不通端。
如此寒热日往来，岂无阴阳争胜端？
不用泻法必不灵，上下一贯始得安。

必须肉桂[2]酒军[3]来使用，力透元府是真诠。
若得通时宜立止[4]，参芪多用补脾元[5]。
如若参芪补不住，三生[6]多助便回旋。
脾土渐旺能饮食[7]，生出阴血痨嗽安[8]。
此个法儿甚是好，欲补先泻无弊端。
譬如作文章，笔不开合文不工。
譬如炼仙丹，气不升降丹不融。
我今谨告小后生，一切治病理，开合升降一样同。
昼里不宜近妇女，夜里勒住小仙童[9]。
醒时宜坐睡宜醒，常提精神妙无穷。
勿谓虚痨之人总宜清，泻法补法必不灵。
岂知虚痨之极亦有滞塞时，必须相其机宜而乘之。
或当时令一小变，或当节序一大更。
天气转，人气通，温凉补泻必成功。
吾今始得滋补理，方能死中去求生。

注

①**阴阳交胜理**：伤寒时气。（龙镇川注）
②**肉桂**：能通元府。（龙镇川注）
③**酒军**：能通秘结。（龙镇川注）
④**若得通时宜立止**：不然则危矣。（龙镇川注）
⑤**参芪多用补脾元**：肉桂少用些。（龙镇川注）
⑥**三生**：三生饮。（龙镇川注）
⑦**脾土渐旺能饮食**：百病以进饮食为主。（龙镇川注）
⑧**生出阴血痨嗽安**：血虽统于肝，实皆生于脾。（龙镇川注）
⑨**勒住小仙童**：用布一幅，勒住仙童（男性外生殖器的隐语），使茎向后，不得妄动。（龙镇川注）

痨病有色痨、气痨之分，不可一例而观

吾言治痨甚是难，尤须色痨气痨分其端。

一人虽然有色痨，总以气痨为主权[①]。
吾初见此症，即知结滞坚。
必须力透元府里，肉桂酒军最为先。
当吃一两付，滋阴降火始全删。
以后渐得用补益，即此便是他生端。
谁知前日之热热不断，今日之热热午前。
只用生梨生藕压一压，以为补益渐可痊。
谁知午前之热热不止，如油入面去甚难。
按脉不见有结滞，如何午热不能删？
再为对面观一观，知有暗气在心间。
每吃稀饭三两口，噫气往往往上翻。
夜半东方始发白，嗽声一阵咿痰涎。
此中仍有暗气结，即用蜡匮紫金丹。
当与数丸透真气，明日即不咿痰涎。
但是午热尚未止，热之不可凉亦难[②]。
忽得京都传异方，加减常山七宝丹[③]。
中有牵牛透中气，庶乎止热有真传。
谁知一付两付略见效，再吃一付便枉然。
有言峻补阴血以制火，继以补阳必安然。
谁知二药全不效[④]，病人亦遂厌药烦。
仍用望闻细细思，定是结气未全删。
即用山甲和青黛，丸和黍米吃二钱。
午热虽未尽去了，已如破狱出牢间。
以后每用七八分，身凉体静渐渐安[⑤]。
热补从此敢多加，二竖再不到眼前。
可知治病须要寻来历，色痨气痨总分端。
相脉虽好仍相面，虚痨之症难又难。

癸丑冬，有农夫色痨，面如土色，咳声串串，不停片刻。余询所服之药，伊出方数张，均属补益，尚不悖谬。伊言皆无一效，死在目前。余曰：是也。弱人偏补，药腻胃脘，嗽而不止，凉风入肺。即令服麻黄炭八分、蜜炙熟地五钱、砂仁捣、枳实八分，麸炒潞党五钱，一剂嗽如失，饮食颇进。彼欲照方多服，余曰：可仍用汝前服数方。彼觉不敢入口，余曰：不汝欺，请试之。一服精神倍增，数剂病去八九。可知看药书，论汤头，执固不通者，守定古方，其误人不少也。

林春谨志

注

①一人虽然有色痨，总以气痨为主权：此人遭后母之变。（龙镇川注）

②热之不可凉亦难：凉药断不可用。（龙镇川注）

③加减常山七宝丹：牵牛、常山、槟榔、乌梅、前胡、元参、葶苈、天冬、生地、川贝、羌活、山楂、大枣。（龙镇川注）

④二药全不效：二药本治色痨之圣药，以治气痨，故不见效。（龙镇川注）

⑤身凉体静渐渐安：午热已去，尽成虚寒矣。（龙镇川注）

虚痨阴热用大黄原是创格，有小心不敢用者，只用山甲亦可

吾言虚痨用大黄，亦须与主细商量。

先备洋参二三两①，吃了此药吃参汤。

一张一弛阴阳理，转瞬之时得平康。

这本斩关夺隘法，亦是神仙绝妙方。

有说此方甚是险，不如平妥为的当。

只用山甲②一二两，丸入药内用麝香③。

以治午热甚是好，以治此热亦必良。

眼前现有康庄道，何必鸟道与羊肠。

不须邓艾度阴平，不须韩信走陈仓。

此说亦有理，我故录之以慰老药王④。

日至未申以后，阳衰阴盛。虚痨阴热，多起于此时。或发于日落，至平旦渐轻。盖气虽虚，而虚中每多有窒，故阴热。愚尝治此症，用补益退阴热，药多不效。加醋军以透之，而热即止。又尝治小儿痞疾阴热，用退阴热药多不效。加军灰以透之，而热亦止。盖尝师此意也。

侄孙溶川谨记

注

①洋参二三两：高丽参多伪，故不用。（龙镇川注）

②山甲：炒焦为末。（龙镇川注）

③麝香：初服三钱，后用一钱有余。（龙镇川注）

④我故录之以慰老药王：此症用山甲固可，而大黄之说终不可废。故录之以为日后之法也。（龙镇川注）

呃逆之症尽由命根亏损，不能引虚火归无所致

喉间咄，喉中噎，大约病在上一节。

虽说病在上一节，实由命火坠不住，无以熔化一天雪。

若要治此症，必须大补气，必须大补血，必须大补先天真气穴。

命根渐兴旺，命火自发越。

能引无根火，与己甚亲切。

好如真珠帘倒卷，好如天河水下折。

尽有背坐堂，尽有广长舌。

只见龙戏水，那有鸠祝噎？

此是正治法，不得不细说。

不然但清头上火，但洗心中热，

但开胸中痰，但透喉中咄。

此皆从稍治，与本全无涉。

恐化苌弘碧[①]，恐染杜鹃血。

治甚不容易，何尝无妙诀？

吾今尽倾吐，惟君去决别。

乙巳春，余内人偶患此症，呃噎之声，同室莫辨人语，不容进药。值欧翔墀表兄到舍，言京师有方：令病人坐正张口，以鼻吸气，尽力不能再吸，合口咽下。急用两手着力按腹，互相推揉，自胸推至小腹，如此三四，即可少止片刻。果因此方，始得进药，幸无性命之忧。

今见此书言，“实由命火坠不住”七字，不禁心服先生妙论，岂庸医所得

而知者哉？

林春谨志

注

①苌弘碧：苌弘是周朝时期，刘文公的大夫，他一生忠于朝廷，后蒙冤为人所杀，传说其血化为碧玉。《庄子·外物》：“苌弘死于蜀，藏其血，三年而化为碧。”此处用典，借指咳血、吐血等血证。

恶露水大治呃逆之症

有一痨症甚是寒，六脉不动冰凌丸。
吃了一口哕一口，且是吐时常带丹。
如此之症甚夹杂，已竟不食廿余天。
惟至东方始发白，暂用面水以当餐。
我思此症带吐血，只治哕呕便是偏。
即用热补一大付，加上恶露水[①]去煎。
待至东方始发白，即将此药代茶餐。
他就如此吃两付，即进稀粥亦不难。
我因此水恁见效，以后治呃逆，动以此水为金丹。
甚至呃食无起色，得了此水便加餐。
看来此水甚不洁，人每掩鼻痛不堪。
呜呼噫嘻！君不见五台山上蛆，非了至贵不能餐。
君不见佛寺僧化石，非了至富不能啖。
再说象白与鹿白，较比更恶滥，那有贫贱之人到口边。
慎勿弃此一杯水，眼前人命最相关。

紫河车焙干为末，俟药煎好，以此合入药中饮之，实与仙丹无异。然此药甚难得，女儿红亦然。不可以彼而忽此也。

注

①恶露水：即用妇人经布之水，用女儿红更好。（龙镇川注）

治痨嗽要补先天命门穴

如今痨嗽甚是烈，动欲先天命根抉。
本因年少凿丧[①]甚，兼之虚弱肾水竭。
真元命火坠不住，虚痰虚火往上噎。
才欲睡着便要起，直将心肝涌洞澈。
如要此人不咳嗽，要补先天真气穴。
椒茴故纸作引子，肉附吴萸熟地切。
参苓术草并渗湿，乌梅文蛤收散缺。
先天真气渐回来，五味款冬紫菀啜。
此与寻常治不同，风加姜芥与麻[②]红[③]。
苍术陈皮燥脾湿，半夏南星皆有功。
虚热骨皮桑皮用，条参元参兼补中。
只须金匙拨一拨，何烦铁板唱江东？

注

①凿丧：比喻伤害、摧残。此处特指因沉溺酒色而伤害身体。
②麻：麻黄。（龙镇川注）
③红：橘红。（龙镇川注）

滑泻之症非加三生饮不可

我尝治一老医七十多，鸡鸣肾泻有沉疴。
已经屡次用参芪，忽得暴泻似筒脱。
吃饭即泻饭，吃药即泻药。
强力支持犹能行，向我一揖请斟酌。
我为诊脉犹未毕，衣带裤子又湿着。
我用洋参一两余，三生饮子姜桂多。
伊言此药能吃么？我言此是补脾之圣药。
病到急极无能为，非得此药无奈何。

遂饮此药一大杯，立见起色无磋跎。
我用此药有妙诀，多加甘草便平和。
又尝用此治慢脾[1]，小儿一见便能活。
小儿老头都一样，起死回生是要着。
又尝治些寒痰症，也曾以此为金科。
我每视此为神品，以其能止薤露歌。
只要用之得其宜，何必讥此为毒药？

注

①慢脾：慢脾风。（龙镇川注）

学生[1]病以六味地黄汤为主药，再看所加

六味地黄最好汤，一切阴虚它为王。
年幼学生多犯此，舍了此药总诪张[2]。
我尝治些阴虚症，多从“口胡（即悬雍垂）”咙知端详。
不是肿来便是咄，不是疼来便是强。
皆因命火坠不住，多在家中少在堂。一到学中便发作，五更鼓里念文章。
口喝凉风支不住，红红紫紫遍是伤。看似火兮非真火，皆因命府失元阳。
若要治此症，六味地黄最得当。宿砂益智少不了，肉桂附子最当行。
二位虽少亦将军，多少虚火尽归降。不惟此症宜此治，纵有它症亦为王。
此是归根复命大治法，学生之理须要细思量。
年幼妇女，亦多此症，治亦相同。其理可想而知也。

注

①学生：二十之前后。（龙镇川注）
②诪（zhōu）张：欺骗；作伪。此处指治病无效。

补益必得仙人炼神还虚之意方好

不用补益也罢了，若用补益要安好。
试看修仙用补益，日炼金丹以自保。
不知此中理必说，满腹金丹盛不了。
其实熊经鸱顾[①]养精神，灵山会上颠颠倒。
并无粒米之可言，那有金丹盛不了？
今人用补益，动期长生与不老。
岂知补益有不当，辄生病魔不能了。
不是水肿滞下焦，便是疟痢日日讨。
何如荡涤肠胃使清楚，能饮能啖养三宝[②]。
即有补益时，必得仙人窍。
有些肉桂引入神，有些橘红便不饱。
虽然是补能流湿，虽然是补能润燥。
调燮鼎鼐常通和，一窍元神达天表。
再无滞气塞满胸，方是神仙养生道。
何必额外生枝节，徒与人家增烦恼。
我尝灵山去采芝，尽知此中真元妙。

注

①熊经鸱顾：古代一种导引养生之法。状如熊之攀枝自悬，鸱之身不动而回顾。

②三宝：精、气、神为三宝。（龙镇川注）

补益不可泥

世人皆说补益好，岂知补益不当殊难了。
试看日月常常行，万古千秋未曾老。
江河日日流，九州四海达昏晓。
人身原是小天地，日月为神江河道。
胸膈喜顺利，肠胃喜通调。

日食三合米，胜似参芪一大包。
参芪虽说能补益，大脱大下有几道。
就是吃得此药好，岂能日日熬?
凡是治病理，不得泥住一穴以为高。
纵是虚弱人，亦有一经之独豪[①]。
就是强壮人，亦有一经之独彫[②]。
恒藏有余于不足，参芪岂能日日叨?
恒寓不足于有余，硝黄岂能日日浇?
必须临时细斟酌，看病下药惜分毫。
好如五味之相合，不得一味之独胶。
好如五音之相杂，不得一音之独豪。
试观古之大英雄大豪杰，恒勤俭以为高。
肠胃通调胸膈利，粗茶淡饭胜炮羔。
不必定肉食，心广体胖赛唐尧。
试看今之呆公子，恒列八珍以自高。
肥浓腻人痞闷生，骨瘦如柴常掏腰。
此皆善于补益者，好似螳螂抱树条。
可知日用补益理，必须胸膈利，必须肠胃调。
不必参芪常常服，不必腥荤日日叨。
能饮能啖神自旺，一动一静乐陶陶。
即此便是蓬莱客，绝胜王母宴蟠桃。

脾胃者，后天之根本。气血亏损，故以补益为高。若于补益中即加调理脾胃之药，使胸膈顺利，肠胃通和，能饮能食，则五谷之精华自生气血，不诚胜于参芪之常为补乎?

侄金门志

注

①豪：强盛。（龙镇川注）
②彫：通凋，衰败，虚弱。（龙镇川注）

补益有阴阳之分，不得泥住治一边

补益要通补益方，须照人身细思量。
人身不过一气血，气血不过一阴阳①。
或以阴为主②，或以阳为主③，气血已自有低昂。
即或专于去补气，气中亦自有阴阳。
或以阴为主④，或以阳为主⑤，补气岂能无低昂？
即或专于去补血，血中亦自有阴阳。
或以阴为主⑥，或以阳为主⑦，补血岂能无低昂？
此皆专于论补益，已见用意之深长。
岂可泥住党参与黄芪，以为卢医之锦囊。

注

①气血不过一阴阳：气阳而血阴。（龙镇川注）
②以阴为主：血虚。（龙镇川注）
③以阳为主：气虚。（龙镇川注）
④以阴为主：条参、山药。（龙镇川注）
⑤以阳为主：党参、白术。（龙镇川注）
⑥以阴为主：熟地、萸肉。（龙镇川注）
⑦以阳为主：川芎、当归。（龙镇川注）

党参黄芪白术三药定评

党参其药中之圣乎？
黄芪其药中之王乎？
白术其药中之君子乎？
均足以拯难，均足以济急。
其或动而不臧①者，以用之者过也。

注

①臧：善，好。

补阴亦有至理，终难骤见起色

一点纯阳贵似金，医家胡为专补阴？
一切虚痨与百损，往往邪火往上侵。
得了阳药必立起，得了阴药暂安身。
非是知柏为上品，非是六味为至尊。
只因且顾目前急，不得不降火，不得不滋阴。
当下虽然甚稳当，那有立地见回春。
有人悟彻此中理，即速用肉桂，即速用酒军。
力透元府里，泻出湿热免阴沉。
再用补药便得力，再用热药便还真[①]。
此是菩提再造丸，此是洪钧[②]妙转轮。
一点纯阳即回来，免使淹淹缠缠入鬼林。

注

①再用补药便得力，再用热药便还真：此法甚好，亦极不易，细观治痨二则自知。（龙镇川注）

②洪钧：指天而言。

虚弱人能受阳药犹易治

人生端的补阳好，能受阳药病易了。
此皆未沉于酒色，此皆未入于幽渺[①]。
犹可一用参术便得力，犹可一用肉附便见效。
岂非人生之至愿？岂非医家之妙窍？
何至阴阴沉沉不能出，动与生人有二道？

注

①幽渺（miǎo）：精深微妙。此处喻指病情深重。

补药亦多，聊举一二以为例

酸敛收涩皆是补，参芪术苓定为辅。
甘淡渗湿亦能补，肉附姜茱聊为伍。
枣仁五味共乌梅[1]，天麻薏苡并石乳[2]。
皆非大补大热药，实能有功于脾土。
吾尝用意细细思，恰是用药之真谱。

注

①枣仁五味共乌梅：酸敛收涩之类。（龙镇川注）
②天麻薏苡并石乳：甘淡渗湿之类。（龙镇川注）

治病有即泻为补者，方能治此虚滞之症

宜补宜泻宜分明，不宜夹杂胡乱行。
亦有明知此症宜用补，骤用补药必不灵。
此症皆是湿寒水暗结，气滞中焦久不行。
看病不见有结滞，六脉闭隔总不通。
一月二月不能食，稀茶稀水时一冲。
不是唠呕不能止，便是虚滞往上壅。
看似沉病不可为，一观神色尚可生。
不如只用金丹二三分，使它先去通一通。
即用大补[1]一两付，连三赶四贯当中。
二药不可相离远，埙篪[2]相引递为功。
泻药得力补亦得，使他运转乾坤妙化工。
此即高帝将将法，夺印交印只一顷。
从此脉通得露出，从此病疾渐渐轻。
虽未饮食仍如旧，转眼时节气满容。
胜似专于用补法，恶滥杂碎闭当中。
连吃数付不见效，以为病入膏肓不可生。

我尝治此亦用补，必以泻法为先容。
泻只一分补十分，自能运转周天行。
此皆虚极气暗结，湿寒湿水滞不通。
不用此法必不灵，一用此法便回生。
如若脉道皆如旧，何用夹杂胡乱行？
即无虚虚祸，亦无实实情，方是主人真救星。
请君搁下《药性赋》，再将兵法诵一通。

注

①大补：十全大补汤。（龙镇川注）

②埙篪（xūn chí）：埙、篪皆古代乐器，二者合奏时声音相应和。此处喻指药物配伍，协同增效。

久病必须扫尽外症，方可治其根本

久病用补不用说，亦须临症细诊别。
凡是久病必滞痰，凡是久病必积热。
凡是久病必结气，凡是久病必结血。
必须扫尽一天云，方可洞见真门阙。
由此而入室，由此而得穴。
一用补药便得力，不难立把病根抉。
不然贸然用补必不灵，好如雪上又添雪。
吾今得为后学言，不是好为雌黄说。

吾尝治一月间疾，已一年矣。及诊视，风火痰涎无所不有，兼之外症夹杂，甚是可畏。

吾先用针以开其路，次用牛黄散以导其痰，方敢大补气、大补血、大补先天真命穴，以治其根本。甚矣！久病之难也。

人有彻骨寒症，纵用好药，一两付不能了

妇人泻吐动经年，多少名医不能痊。
我每遇此症，只消一付把病剜。
如何这药恁见效，全在热补齐上前。
一则能培脾中土，二则能提头上颠，
三则能增性命火，四则能闭肾门关。
好如九里摆阵法，纵是霸王亦难钻。
惟有一妇不见效，初吃一付有起色，再吃一付泻更添。
她就如此来问我，我言此人必是冰凌丸。
非了内里俱温透，不能贞下去起元。
她因吃药甚是难，只用拓法进热砖。
一进热砖便止住，以为得力全在砖。
我尝细思此中理，此人用砖非一番。
前日用砖不见效，以她原是冰凌丸。
今日用砖恁见效，以她已化冰凌九。
冰凌一化便无冰，所以一见热砖便成功。
我说这话不是要居功，一切治病底理要知清。
世人只知阳春回来好，岂知岭上寒梅十月信已通。

凡久泻之症，每因脾土大亏，命火太弱，不能运转元气，牢固下元所致。用热补以培脾土，以壮命火，则肾门坚而泻自止矣。若加米壳炒黄作引更妙。

侄金门志

治遗泄之症老幼不同

老幼遗泄治不同，不除湿热总不中。
少年遗泄肾不固，黑栀五倍共茯苓[①]。
老年遗泄肾不固，熟地硫黄带木通[②]。
况且老年多半边，硫黄并除四肢风。
此药真是老人星照着，不可舍此逞英雄。
凡是滑泄先涩肠，涩住肠胃若锦囊。

若是骤出胃下口，纵有仙药亦诪张。
我尝治此症，必以五倍先煮汤[3]。
有了补药往上提，有了热药好发扬。
纵是天大症，只消一付便回阳。
又尝用些三生饮，加入老人脾泄方。
只消一付便止住，无不立时见药王。

注

①黑栀五倍共茯苓：为丸服。（龙镇川注）

②木通：泽泻更佳。为丸服。（龙镇川注）

③五倍先煮汤：五倍子治滑泄之症，大有奇验，加上升麻更好。五味、枣仁、乌梅、白及、龙骨、牡蛎皆有可用，总不及此。（龙镇川注）

遗泄之症最难治

遗泄之症最是多，不必泥住补益科。
此症虽由肾经虚，实由相火不停梭。
妄想皆自壮盛起，朋从尔思[1]惹妖魔。
如用温补泄益甚，但吃清利远娇娥。
茯苓五倍为提纲，知[2]柏[3]栀子作丸药[4]。
日服二钱便能止，俟他火起再渐摩。
不可日用常常服，恐戕命元防吃哈[5]。
若要此病连根除，除非南海大士过。
此与吐血最易犯，皆固情欲起风波。
谁学古人清心理，鸡鸣戒旦[6]药如何?
不然但用此药时一服，亦可一止薤露歌[7]。

按：梦遗之症，久则玉关不闭，精尽而亡矣。余治此症用芡实八钱、山药一两、莲子五钱、茯神三钱、枣仁三钱、潞党二钱、车前子一钱，煎服。连吃数付后，将前药为末，面糊为丸，服至月余。不必止梦，而梦自止。不必止精，而精不遗也。又何至玉关之不闭哉?

孙镇川谨志

注

①朋从尔思：语出《易经·咸》："憧憧往来，朋从尔思"。形容思虑过度，犹豫不决，心神不安。

②知：知母。（龙镇川注）

③柏：黄柏。（龙镇川注）

④栀子作丸药：一清相火便好。（龙镇川注）

⑤恐戕命元防吃哈：知柏虽清相火，亦戕命元。（龙镇川注）

⑥鸡鸣戒旦：怕失晓而耽误正事，天没亮就起身。此处意在强调预防思想。

⑦亦可一止薤露歌：如真年长虚弱，亦可加补益，亦可用肉桂。但年长之人有此症者甚少。（龙镇川注）

血症不离地黄汤

吐血之症，三年不犯，方算全愈。不然犹不可测，切宜保养。

吐血治法最多端，大抵不离地黄单[①]。
男女虚实要分辨，温凉补泻须细参。
女子多有血结症，桃仁红花宜多兼[②]。
男子多有实火症，酒军醋军宜多添[③]。
亦有血虚色犯紫，干姜附子药内煎。
亦有气虚统不住，参[④]芪[⑤]三七药内研。
亦有吐血兼哕呕，葶苈大戟宜多餐[⑥]。
亦有吐血恒咳嗽，款冬紫菀宜多牵[⑦]。
亦有衄血用栀[⑧]地[⑨]，不加大黄必不占[⑩]。
亦有崩漏用椿[⑪]榆[⑫]，不重参芪必不安。
如此诸症各有异，临时加减方为仙。
一切虚痨不离此，蒙医要得读这篇。

余尝治一富商妇，因妻妾争宠，屡伤肝气，复又大怒而吐血，倾口而出。重用凉剂，兼带止血之药，俱不见效。因思得病之由，乃怒气伤肝。若不平其肝气，而速用凉药止血，愈激动肝气，则气愈旺，而血愈吐矣。又用白芍一两八钱、当归一两五钱、荆芥灰二钱五分、黑栀子三钱、柴胡八分、红花一钱五分、丹皮二钱、甘草钱半，水煎服。一剂而气舒，二剂而血止，三剂全愈矣。可知白芍多用之妙，平肝又能舒气。荆芥、柴胡，引火归经之药。所以奏功甚速，而止血实神也。当归不过补血，佐白芍以成功耳。又有血从口鼻出者，有从九窍、手足、皮毛之孔而出者，又有一方：当归一两、黄芪一两、生地两半、熟地两半、芥灰钱半、丹皮二钱、三七二钱，煎服立愈。此方妙在补血兼补气，止血兼引血归经。故无论各血症，用之皆效也。

孙镇川志

注

①地黄单：六味地黄汤、八味地黄汤。（龙镇川注）

②桃仁红花宜多兼：男子亦用。（龙镇川注）

③酒军醋军宜多添：女子亦用。（龙镇川注）

④参：党参。（龙镇川注）

⑤芪：黄芪。（龙镇川注）

⑥葶苈大戟宜多餐：内有湿热故也。（龙镇川注）

⑦款冬紫菀宜多牵：敛肺入肾。（龙镇川注）

⑧栀：栀子。（龙镇川注）

⑨地：生地黄。（龙镇川注）

⑩不加大黄必不占：此是吾家创治法。（龙镇川注）

⑪椿：椿根白皮。（龙镇川注）

⑫榆：榆白皮。（龙镇川注）

治血症上下不同

一妇衄血已二年，胸中沉闷如塞砖。
不舍昼夜津津出，多少名医不能痊。
我用清空透天庭[①]，忽涌血鱼出鼻渊[②]。
自此通和无血迹，再无沉闷在眼前。
因悟一切吐血症，皆因窒塞受迍邅[③]。
不是阴寒结下焦，便是虚火滞心间。
只宜钻研去调气，不得妄补生病端。

惟有崩漏病已久，阴火沸腾溃堤边。
须要参[4]芪[5]大补气，勿得疏凿使性偏。
同是血症分上下，惟君看风去使船。

注

①透天庭：多加风药透胸为妙。（龙镇川注）
②忽涌血鱼出鼻渊：死血结滞如鱼。（龙镇川注）
③迍邅（zhūn zhān）：意为迟迟不愈。
④参：党参。（龙镇川注）
⑤芪：黄芪。（龙镇川注）

吐血因遗精而得者甚多

气色阴暗皆阴热，不是遗精便尿血。
有一壮夫三十余，请我诊脉把病说。
我一诊脉脉下流，左尺出位似水决。
《素问》尝言独大病[1]，不从此说从何说？
我言中上微弦气甚弱，惟有尺部是真热。
每夜邪火一起来，恒有美人暗交接。
且是尿尿如茶汤，涩滞茎中似火热。
他言我之身体甚是寒，一见冷风便吐血。
我言此是吐血真证见，一有遗泄火上噎。
火上噎兮气不流，下者为精上为血。
浑身是寒此是热，一见热药便尯𡰝[2]。
不如知柏八味清相火，止住淫邪把病折。
从此加之以保养，再莫看那巫山雪[3]。

注

①独大病：独大者病，独小者病，本于《素问》。
②尯𡰝（kuǐ niè）：不安定。
③巫山雪：隐指男女情欲。

病有所以然，须从此处去治

治病须治所以然，不治所以病不痊。
我尝见些吐血症，风火一壅到头颠。
可惜时下小先生，凉药黑炒下锅煎。
如此风火大已极，好如杯水救车燃。
无怪内热作成脓，时乎吐肉甚可怜。
我独覆花合前胡，元参栀子一齐安。
再加白芍一二两，使他一剂热退还。
但是脓血未尽净，加上漆灰合金莲①。
且用斑蝥与童便，肉桂三分引归元。
但是正气未全复，不能红意②尽净宣。
我思此病本从妇人得，不用妇人总不占。
即用妇人恶露布，洗下浊水把药煎。
始吃一付便大愈，再吃一付把病剜。
此即平地小人参，不可弃置粪堆边。
留此以为后学法，庶可痨病得生全。
可知治病须要寻来历，不得来历总不占。
若是病症未能愈，还是思之未通仙。

注

①金莲：莲子也。（龙镇川注）
②红意：此指吐血之症。

吐血之症只宜清补而已，一见热药便吐

水火二司性命关，真阴失守甚是难。
水即火之根，火即水之源。
真阴一失守，虚火往上翻。
一见热药便倾吐，一见大补便不安。

所以一切吐血症，只宜凉心肾，只宜清肺肝。
惟有吐血色犯紫，热药时一餐。
去了如此症，只用六味地黄单。
古人留下此汤头，实是济世之舟船。
我说用大黄，用肉桂，也是不得有不然。
寒热止不住，不得不闯这一关。
如果六味能止住，守住身体为最先。
不宜饮美酒，不宜近婵娟。
惟当吃药时，不妨恶露水去煎。
一则能止血，二则能还元。
试看一切呃逆症，与此最相关。
虽未近房室，亦是亏本原。
不挽黄河水倒流，不能运转大周天。
三花怎聚顶，五气怎朝元？
女人有此症，尚觉易周全①。
男人血不足，治之实甚难。
吐血之症亦如此②，故为尔等再传宣。

注

①女人有此症，尚觉易周全：女人血当家。（龙镇川注）
②吐血之症亦如此：吐血之症亦是女人易治。（龙镇川注）

山中之药能壮筋骨，扶壮之人宜用

山中物件骨力坚，穿山跳涧它无难。
人生软弱不能行，得了此味便立痊。
虎骨能硬猴骨软，软硬适宜最便便。
鹿角属阳龟属阴，阴阳相济最娟娟。
花蛇乌蛇除阴湿，鹰爪羚羊能透穿。
纵有补气补血药，不得此味总不坚。
我今敬劝司命者，必须《山经》读一篇。

水中之物能眠阳，虚痨之人宜用

水中之物能眠阳，虚痨之人宜细尝。
蒲藕清脆真肥齿，菱[①]芡[②]淡堪润肠。
荸荠地梨[③]共为粉，紫菜白菜并煮汤。
海马海狗能兴阳，恐恣游子之邪荡。
海蛤海龙能滋肾，独助修士以行藏[④]。
再吃龙骨以固本，再饮鳖头以垂囊[⑤]。
庶息后起之相火，即反固有之元阳。

注

①菱：菱角。（龙镇川注）

②芡：鸡头子。（龙镇川注）

③荸荠地梨：荸荠之类。（龙镇川注）

④海蛤海龙能滋肾，独助修士以行藏：年幼学生坏此症者不少。沙土炒焦为末，黄酒下，其功不在紫河车下。（龙镇川注）

⑤再饮鳖头以垂囊：沙土炒焦，黄酒下。（龙镇川注）

海龙能补阴回阳

人有肾虚忽脱阴，浑身大汗似雨淋。
我用海龙一两条，沙土炒焦为末匀。
黄酒烧滚沏下哈[①]，须臾时节即回春。
较之草头药万倍，其功不下海东参。
人说河车[②]力更大，镇店集上何处寻？
不及此药容易得，且治遗精妙如神。

注

①黄酒烧滚沏下哈：冷服。（龙镇川注）

②河车：紫河车。（龙镇川注）

平地有二物，亦能眠阳

黑猪鞭子黑牛鞭，藏在丹房固下元。
沙土炒焦研细末，酩酊一醉杏花天[1]。

注

①杏花天：黑狗鞭亦然。（龙镇川注）

养病歌

大病只宜治八分，治得八分好温存。
虽有余波莫用汤，或丸或散最为良。
只吃二分善将养，全靠米面为主张。
饮食不妨任所欲，或咸或淡不宜拘。
纵然适口莫浪食，只吃八分便已足。
鸡鱼肉蛋莫轻尝，青菜稀粥养性王。
美酒美色休轻看，一若看时后悔难，
病若好时莫贪眠，一贪眠时便流连。
病若好时莫妄动，一妄动时生毛病。
病若好时莫妄餐，一妄餐时病淹缠。
病若好时莫生气，一生气时病难治。
病若好时莫受风，一受风时病又生。
病若好时莫受寒，一受寒时病又添。
头上有汗莫出门，身上无衣莫浪眠。
久病之人多虚热，生梨生藕时一啜。
久病之人多好馋，美味美果时一餐。
蜻蜓点水不宜多，用得好时养太和。
我说这话皆经过，养病之人细吟哦。

第三卷

调气总歌

人有如此大躯壳，必有一气通橐籥。
有时窒塞不能行，便如关口上关钥。
有一少妇气不接，实因寸口气壅遏。
寸口上窜人不知，愈用补药愈塞着。
我用风药泻上焦，顿觉中气皆通和。
试看百川长流水，那有一节忽干涸？
若有一节忽干涸，必是其中有阻遏。
我尝治这病，不是上焦去涤荡，便是下焦去疏凿。
一通关口便流利，那有一气接不着。
至于大脱与大下，实该用补药。
此本人人所共知，何烦予言去聒聒？
可知世上气不接，多是有阻遏。
如果脉上分清楚，只在应弦那一拨。
况乎古来治气亦不少，原非片言所能约。
有用枳朴去荡涤，有用硝黄去疏凿。
有用归芍去平肝，有用肥甘去扶弱。
有用五味去收敛，有用椒茴去引却。
有用诸香去透发，有用旨[①]酒去斟酌。
有用升柴去提拔，有用金石去坠着。
此皆一切调治法，不仅参芪大补那一着。
如泥参芪那一着，恐失人身之太和。
后学须要记心间，切勿置之于高阁。

注

①旨：滋味美。

丹溪治病以调气为先

丹溪治病有要诀，调气更比调血切。

气血原来是一家，何为于气独昭雪？
百病皆自气中主，百病皆自气中掣。
气于一身上下行，一有窒塞便横决。
其始皆因寒与食[1]，窒塞久了便成热[2]。
冲入右胁必挟痰[3]，冲入左胁必结血[4]。
结血之时金丹用，挟痰之时牛黄撤。
冲入上焦头必懵，流入下焦便必热。
冲入上焦兼风治，流入下焦将水竭。
我今已七十，始于医理皆洞澈。
气血虽然是一家，总要气上去调燮。
今日谨告小后生，全在此处悟真诀。

注

①其始皆因寒与食：热则流通，所以结火者甚少。（龙镇川注）
②窒塞久了便成热：百病发热，皆由于壅郁，但有虚实之分。（龙镇川注）
③冲入右胁必挟痰：苍术、二陈多用。（龙镇川注）
④冲入左胁必结血：桃仁、红花、生地、赤芍、白芍多用。（龙镇川注）

治病以调气为主，即调血亦调血中之气也，故以调气名之

论人气血原两停，一入治病分重轻。
无论病在气分宜调气，即在血分调气一样同[1]。
试观圣人治天下，乾纲独振天下平。
吕后武后虽临朝，亦借汉唐以为名。
可知阴阳大造理，无阳阴不化，无男女不行。
惟有阴虚阳亢症，养血滋阴亦有功。
但是回头便须转，补养脾胃为正宗。
如泥养血滋阴药，必致人入九泉中。
滋阴之药，虽期速效，多服则伤脾，减食有必然者。但看饮食减少，急须

温补脾胃，兼行气清金等药，方为得治。

注

①血分调气一样同：调血中之气。（龙镇川注）

顺气调气下气有三法，惟下气为最难

顺气三法君须记，惟有下气最不易。
下法不必定大黄，能到二便便是地。
到了二便气流通，诸药并此显神异。
有了阳药气上行，有了阴药气下坠。
此处本是性命关，气不流通药如寄。
中气不通用牵牛[①]，肾气不通斑蝥利[②]。
水火二司惟肉桂，十二经络巴霜备[③]。
不论虚实与寒火，略略加些便殊异。
还有多药与帮扶[④]，不及此味总为次。
好如邓艾渡阴平，从天直到地。
好如韩信出陈仓，千里一时至。
此个方儿甚是好，不会要来翻谓戏。

注

①中气不通用牵牛：人有痴憨健忘，宜用一二分。（龙镇川注）
②肾气不通斑蝥利：用一二个。（龙镇川注）
③十二经络巴霜备：只用丝忽。（龙镇川注）
④还有多药与帮扶：宿砂、豆寇、大戟、山甲、小茴、川椒、轻粉、沉香、赤石。（龙镇川注）

年老有积亦当攻伐

人有积聚滞当胸，勿谓年老不可攻。

攻去积滞能饮食，不过十日便肌丰。
不然淹淹缠缠三两月，元气消烁终成凶。
我尝积聚略停胸，全不置之于意中。
能饮能食复何害？到了两月寒热增。
即用大黄三四两，酒煮饮之立时轻。
又用大黄三四两，酒煮饮之彻底清。
若是起头便荡涤，何至两月始决痈①？
幸是元气未消烁，犹得转败以为功。
又尝治一烟鬼已成翁，上下烟油滞不通。
我用硝黄三两余，他意首鼠②不肯庸。
迟至数日受不过，只得用此尽力攻。
连吃两付全不动，吃至四付始全通。
但是正气支不住，即用洋参③扶当躬。
吃了一付能饮食，吃至数付气熊熊。
可知疾病只要能去了，元气一回寿无穷。
切勿效那噢咻④小先生，护养余疾以成凶。
就是再加药味去荡涤，未必春意乐融融。

年老积聚，停滞中宫，轻则消导，重则速行，万勿迟延，护养余积。若迁延日久，元气一损，补之不得，泻之不能，酿成不救。必得医者临时确有把握也。镇屡治屡验，故敢笔于篇末。

孙镇川谨志

注

①决痈：切开痈疮，喻指彻底解决一件事。
②首鼠：迟疑不决。
③洋参：四五钱。（龙镇川注）
④噢咻（xiū）：抚慰孩子的拟声词，此处指只用平和药物以求稳当。

年老补泻并用亦是治法

老年气弱甚可怜，往往结滞上下缠。

再说补气去和他，如此结滞何自悛[①]？
再说泻药去打他，如此气弱怎回旋？
不如补药带金丹，使他一气运周天。
大似元祐[②]调停法，目前之计此为先。
补药得力泻亦得，主人正喜遇神仙。
调停不可治天下，以之治病有真传。
若谓元祐法不善，却是药王大法船。

注

①悛（quān）：本文意为好转。
②元祐：宋哲宗年号，1086-1094年。

老人疼痛多是气虚生痰

老人气虚恒生痰，不流四肢便胁间。
流入两膀痛彻骨，闭塞气道不能穿。
即用热麸热砖拓，两手淅淅生风寒。
流入两腿气滞内，未从走动便筋酸。
流入胁间似有积，出气回气时塞砖。
即用苍[①]半[②]与陈皮，砂仁芥子当饭餐。
外贴二乌[③]芎[④]归[⑤]膏，一切滞气尽皆宣。
时候久了气流通，便无痰涎作祟缘。
间有夹寒夹气夹食积，总以痰症为主权。

注

①苍：苍术。（龙镇川注）
②半：半夏。（龙镇川注）
③二乌：川乌、草乌生用。（龙镇川注）
④芎：川芎。（龙镇川注）
⑤归：当归。（龙镇川注）

治病先治肝

诊脉下药虽已全，左手颇觉右手难。
右手一脉管一部，左手多个心包三焦软。
命门相火出入由此路[①]，实较右手多一斑。
肝属风木本是贼[②]，乘此猖狂生事端。
小肠原是肝下口[③]，或消或散亦不难。
人家治病先治脾，我家治病先治肝。
入手下去先擒贼，纵有不平病易痊。
我家治病无他奇，每于此处寻病源。
小小蒙医多不识，故为尔等细细言。
按：初病平肝者多，久病扶脾者多。
孙镇川谨志

注

①命门相火出入由此路：心是君火，命门是相火。（龙镇川注）
②肝属风木本是贼：肝者，六经之贼也。（龙镇川注）
③小肠原是肝下口：肝肾原是一家。（龙镇川注）

杂病多在阴分，宜从阴分寻出路，大病久病亦然

杂病多从阴分走，下至涌泉上至首。
上下奔腾十二经，多是命门火辐辏[①]。
冲入上焦喉必呃，横入中焦肝不透。
流入下焦夜必热，时候久了皆不救。
况当午会火已极，风从火上来，火从风上就。
上下表里皆是热，不得金丹总不救。
加上风药便腾达，十二经中皆能透。
解表又解里，行左又行右。

不比寻常用大黄，大黄只行身之右[②]。
如此病症走阴分，使他通行总挂漏。
纵加醋酒来调和，较之金丹总是后。
况且人情甚浇漓[③]，不是好色便好酒。
私心杂念从此起，一切外物俱能诱。
诱出元神不当家，戕性斧斤剐骨帚。
积成垒块不能达，寒热温凉件件有。
如此病症在阴分，舍了金丹无可救。
不用此药必不灵，我尝备此作圭纽[④]。
上下表里俱腾达，寒热温凉一齐救。
病疾皆从积滞生，得此一付若神佑。
大病久病俱如此，不如此治总挂漏。
只缘左手多三部，病疾多从此处走。
时下盲医多不识，只从胃中去解救。
以为胃为水谷海，时候久了病必凑。
加上大黄用药行，以为一付可立就。
岂知病不到此命已极，何如一诊左部先下手？
一见左部有毛病，即从此处去解救。
上焦有病加风药，驾御金丹上下走。
中焦有病加白芍[⑤]，接住金丹上下走。
下焦有病加斑蝥[⑥]，引入金丹上下走。
上下一走病立止，何必胃中去等候。
驱除病疾亦多门，小肠原是肝下口。
一切阴分之病从此出，不待行胃已驱走。
此是斩关夺隘法，只消一付便解救。
若得胃中去开门，恐怕人命多不寿。

注

①辐辏：像车辐条集中在车轴一样。文中用以形容十二经聚集于命门。
②大黄只行身之右：大黄多走阳分。（龙镇川注）
③浇漓：不朴素敦厚。
④圭纽：圭表，纽带。

⑤中焦有病加白芍：风药如旧。（龙镇川注）

⑥下焦有病加斑蝥：风药如旧，以今日之病皆从风起也。（龙镇川注）

金丹亦能解表

凡人一切受风寒，头痛身懒骨节酸。

风药一齑齐上前，太阳之症可立痊。

但是胸膈不利甚，不得金丹总不宽。

金丹虽然有巴豆[1]，风药驾驭入肾肝。

一切表症俱能解，病不引邪入胃间[2]。

我尝治些表实症，胸膈不利它为先[3]。

今日风寒大非前，六经涌动在表间。

不是下焦结肾里，便是上焦结心端。

中间胃家全不实，多赖此味上下宣。

此是吾家创治法，古人并未入笔端。

今日告尔解表时，亦有靠它作仙官。

注

①巴豆：巴豆属阳，通行十二经。（龙镇川注）

②胃间：大黄引邪入里，此则不然。（龙镇川注）

③胸膈不利它为先：或喉咄，或心疼。（龙镇川注）

治病须要兼风药

治病须要兼风药，不兼风药不合作。

人之资质本五行[1]，人之运气由六合[2]。

六气皆以风为本，一呼一吸通橐籥。

我初治病不谓然，往往置之于高阁。

孰知人在天地间，无非大造所磅礴。

况属肝木原是贼，每于人身肆狂虐。

《素问》皆是大圣人，尤于此处言凿凿[3]。
试看一切虚寒症，加上风药便绰约[4]。
一则能升提，二则能挥霍。
再看一切实火症，加上风药便引却[5]。
一则能发散，二则能开拓。
我今始知风药为最灵，不用风药总脱略。
譬如做文章，之乎者也为关钥。
譬如炼仙丹，嘘嘻咨咦为鼓橐。
始知从前治病理，不得精微皆糟粕。
以后要读《南华》《道德经》，玄空妙理为上着。

注

①五行：金、木、水、火、土皆是实的。（龙镇川注）

②六合：风、寒、暑、湿、燥、火皆是虚的。（龙镇川注）

③《素问》皆是大圣人，尤于此处言凿凿：风者，百病之长也。《素问》曾屡言之。（龙镇川注）

④试看一切虚寒症，加上风药便绰约：荆芥、防风、羌活、独活之类。（龙镇川注）

⑤再看一切实火症，加上风药便引却：前胡、柴胡、升麻之类。（龙镇川注）

治病风药断不可少

人生治病皆有偏，一切细密难周全。
我初治病脉清楚，虚实寒热得真传。
一看虚实寒热症，便将温凉补泻诠。
至于一切除风药，全不置念在心间。
间有受风甚显然，始加发表四五钱。
中年悟彻五运六气理，始知人生受病风为先。
以后治病开方子，必于风药加检点。
寒症便须苍[1]麻[2]羌[3]防[4]用，热症即将二胡干葛添。
只因一身之病皆由气，气若到时风自钻。

必加此味始通灵，好如熊经鸱顾在眼前。
必加此味始有力，好如抽坎填离[5]在心间。
可知妙手空空尔，登场傀儡一线牵。
治病岂必在实际，八万毫毛皆能宣。
但置风药三两味，便是卢医到身边。

注

①苍：苍术。（龙镇川注）
②麻：麻黄。（龙镇川注）
③羌：羌活。（龙镇川注）
④防：防风。（龙镇川注）
⑤抽坎填离：即将坎卦中间的阳爻抽出来填进离卦中间原本阴爻的位置，达到水火既济，心肾交泰。

肝经虚弱反生横决之病，非补不行[1]

人生横决肝最多，吾尝立有平贼科。
忽遇少妇虚寒甚，亦有胀泄诸病魔。
吾为诊脉肝惫极，实与肝肾有同疴。
但是治法大不同，大补甲乙始无讹。
兼之肾寒无有火，不能滋养萌芽长枝柯。
因用吴萸[2]与故纸，肉[3]附[4]二术[5]紫苏搓。
大培命土[6]使根牢，不得横决起风波。
古云肝属风木喜条达，不宜攻伐用太阿[7]。
我初不服今贴然，始知古时肝肾虚寒多。
不似今日因风来纵火，一不降伏立起波。
今遇少妇用大补，不敢与肝再操戈。
可知治肝之法亦不一，不得泥住平贼科。
平贼之义出圣人，圣人致治日日新。
有时用征伐，有时用和亲。
征伐之义我为主，和亲之义他为臣。

虽说治道有升降，以之治病定出神。

不从此处去翻案，必泥平贼为正论。

可知医道要活泼，那有万病不回春？

肝经虚寒反生横决之病，实不甚多，间或有之。脉理不清，治错者不少。故为此歌，以救其弊。

注

①非补不行：当归、川芎，肝经主药，因其滑肠，故不用。熟地亦然。（龙镇川注）

②吴萸：萸肉。（龙镇川注）

③肉：肉桂。（龙镇川注）

④附：附子。（龙镇川注）

⑤二术：苍术、白术。（龙镇川注）

⑥大培命土：小茴、川椒、茯苓、半夏、升麻之类。（龙镇川注）

⑦太阿：古宝剑名。相传为春秋时欧冶子、干将所铸。

肝木虚横，只宜补脾[1]

肝木太旺宜泻肝，泻得肝时脾自安。

肝木虚横只扶脾，扶得脾时肝自持。

况乎补脾必补命门火，命火一旺肝自左[2]。

只顾儿火日兴旺，无暇与土再操戈。

吾初不知补肝法，谁知补脾更比补肝嘉。

补得脾土如山岳，肝木根深自结花。

注

①只宜补脾：脾土一旺，肝自收敛，不敢与土为敌矣。虽不补肝，而补肝之理自寓焉。（龙镇川注）

②自左：在四时五脏理论框架内，肝木在左，肺金在右，心火在上，肾水在下，脾土居中。此处指肝自安其位。

肝经治之不得，宜从脾土下手

吾言人家治病先治脾，吾家治病先治肝。
看似治病无主见，岂知肝木兴旺最易痉。
虽说为贼能克土，亦能生火补脾元。
纵有天大病，或清肝，或疏肝，或平肝，或和肝。
略加补益入胃里，一切百病皆能安。
若是肝木有也无，恐绝脾土生化源。
其脉必懒散，其人必凋残。
温之不能起，凉之不能堪。
补之无有力，泻之不能甘。
以其命火无生气，不能运转大周天。
为从有了病，淹淹缠缠滞脾间。
可知风木摇动虽不好，若无根柢也是难。
必须补益好先生，细细治之方周全。

头上诸症以牛黄散为主药，紫金丹亦可

人之一身顶最高，非风非火不能招。
火性本炎上，风势往上飘。
论治头上症，散风除火是根苗。
但恐滞气壅塞住，不得牛黄[①]总不消。
我尝细思头上理，必得清扬若羽毛[②]。
或清空，或发表，荷叶一枚作引牢。
牛黄虽少亦将军[③]，十二经中细细调。
上至昆仑下海底，透彻心神与肾交。
此等病儿中指定，脉气上冲入云霄[④]。
不论喉咄与耳聋，不论发颐并眼眊[⑤]。
皆是中气滞不通，壅塞风火往上飘。
不得牛黄为主药，焉能圣德醍醐贯顶高。

注

①牛黄：牛黄散。（龙镇川注）
②清扬若羽毛：清扬之药，上至头目。（龙镇川注）
③牛黄虽少亦将军：中有巴豆霜故也。（龙镇川注）
④脉气上冲入云霄：直贯中指故也。（龙镇川注）
⑤眊（mào）：眼睛昏花，看不清楚。

头上清凉发散必兼流行始妙

凡是头上火与风，清凉发散是正经。
不使牛黄[①]与金丹，方子虽好总无功。
清凉反使火激住，发散反使心胀膨。
必得二药为经纪，清凉发散始流行。
头上有火便下来，心中膨胀顿一清。
但是二药宜斟酌，宜多宜少宜从容。
方本吾家屡试验，故敢注之为二铭。

注

①牛黄：牛黄散。（龙镇川注）

如今病以治风为主

如今人心最不平，不得厉气总不中。
况当午会火已极，火已极时尽是风。
今病尽从风上起，不痛治风总不灵。
吾尝诊脉细看症，不是头懵便耳聋，不是喉呃便眼红。
明明皆是风证见，如何皆用凉药清？
治火定然风束住，治风能使火外松。
治火不过为辅佐，治风定然作主盟。
病轻二麻[①]龙二活[②]自能已，病重必须蝎子与蜈蚣。

再加金石往下坠，再加金丹往下行。
重用厉剂方能愈，不如此治病难轻。
大抵运会使之然，吾尝以此为先锋。

注

①二麻：天麻、麻黄。（龙镇川注）
②二活：羌活、独活。（龙镇川注）

头上诸症亦有阴毒结就

一切头懵与头疼，一切鼻衄与眼红。
任凭百方皆治到，不见丝毫有重轻。
皆是阴毒结已久，不用毒药总不中。
我尝调和二将军，一遇此症为先锋。
若是下头有不顺，加上斑[①]麻[②]往下行。
若是上头有不顺，加上马前往上冲。
上头下头俱流利，那有内毒不外松？
况且风药大使用，一窍通时百窍通。
任是世上修行客，不过千窍万窍共玲拢。
纵有一切小阴翳，焉能滞隔药王大和衷？

注

①斑：斑蝥。（龙镇川注）
②麻：蓖麻。（龙镇川注）

牙疼有假火

牙疼恒作火来看，亦有似火实是寒。
虽然面肿只半边，不是面上都肿完。
虽然疼时有不疼，不是一疼无休端[①]。

此皆湿寒生风热，逼起无根火上窜。
只用清凉去解散，不用引火去归元。
细辛防风能散湿，肉桂熟地往下牵。
往下牵时用肉桂，不使附子往上参。
附子之性无停留，浑身疼痛是真诠。
不可二味一齐用，使他上下无边堰。
此症皆用水酒煎，因它性温能散寒。

注

①疼无休端：疼痛无休是真火。（龙镇川注）

治咽喉诸症宜分虚实

喉症虚实治不同，实者宜针[①]虚莫攻。
甘[②]桔[③]三黄[④]治实症，虚只元参并麦冬。
量加四物[⑤]四君子[⑥]，每从桂附去收功[⑦]。

以上数方，有出自己见者，有出自传闻者，有出自别书者，皆百发百中。自记。

注

①实者宜针：宜针乳蛾头尾，莫针中间。（龙镇川注）
②甘：甘草。（龙镇川注）
③桔：桔梗。（龙镇川注）
④三黄：黄芩、黄连、黄柏、黑栀子。（龙镇川注）
⑤四物：午后重属阴虚，加四物汤。（龙镇川注）
⑥四君子：午前重属阳虚，加四君子。（龙镇川注）
⑦每从桂附去收功：气血虚甚，必用金匮肾气丸、八味地黄丸始能收功。以二药之功有肉桂、附子故也。（龙镇川注）

咽喉两边有硬根，多是阴毒结就成

有一幼妇请我治喉咙，我一诊脉是寒风。
但用热药痛出汗，三月之病一时清。
隔了数月又不好，这回两边时硬疼。
日日吃饭亦无碍，但觉时候不冲融。
我用大热一两付，以为药到必成功。
谁知吃了全不效，知是阴毒结已成。
从此不敢用平药，只用毒药细细攻。
毒药不过三几味，搀入丸药使除风。
吃了此药喉便痒，数日之间即成功。
第一用山甲，第二用全虫[①]。
第三用郁金，第四用明雄。
第五用棱[②]术[③]，第六用蜈蚣。
小小方儿即能愈，毒症即藉毒药攻。
从此治喉咙，恒以此药为先锋。
任是喉强如树皮，无不得此便成功。
如今喉症多有毒，较之往日大不同。
以后临症宜细酌，专靠平药必不中。

注

①全虫：全蝎。（龙镇川注）
②棱：三棱。（龙镇川注）
③术：莪术。（龙镇川注）

治今喉症以除风为主

咽喉不利最多端，总以除风为大关。
阴风入骨寒入窍，阴寒在内难骤宣。
时候久了起疙瘩，疙瘩坚硬皮不丹。

或白或紫或淡红，仍是阴寒伏里边。
虽然发热成毒火[①]，总是阴热往外钻。
正当乘机去发散，透出毒火是真诠。
多用风药为上策，少用清凉为正端。
多用风药必上壅，加上蓖[②]杷[③]往下牵。
少用寒凉恐束住，加上肉[④]附[⑤]引归元。
此是治喉真妙诀，如今气运最为先。
我尝治眼科，必以此方为神丹。
我尝治头疼，必以此方为仙丸。
喉症亦从头上起，舍了此方必不占。
试观古人治喉咄，必用郁砂往下传[⑥]。
试观古人治肾寒，必用辛[⑦]附[⑧]往上宣。
可知少阴通喉咙[⑨]，上焦风火下焦剜。
一切上壅下不来，不透肾经总不安[⑩]。
我因时下喉症甚是危，不得不将此理再传宣。

注

①毒火：因寒作热。（龙镇川注）
②蓖：蓖麻。（龙镇川注）
③杷：枇杷叶。（龙镇川注）
④肉：肉桂。（龙镇川注）
⑤附：附子。（龙镇川注）
⑥郁砂往下传：郁金、朱砂加巴豆霜为丸。（龙镇川注）
⑦辛：细辛。（龙镇川注）
⑧附：附子。（龙镇川注）
⑨少阴通喉咙：少阴肾经上通喉咙。（龙镇川注）
⑩不透肾经总不安：巴霜、细辛、附子皆能通肾。（龙镇川注）

少年人喉疼多是寒症

一人喉疼并喉干，愈吃清凉愈不痊。

一日请我去看看，我言皮色不变喉不丹。
必是少阴受风寒，况且脉道甚迟迟，那有真火往上窜。
君必身上时发冷，君必骨里略带酸。
看君成室[①]必不久，以致喉症甚流连。
他言正是如此无别说，年前已度玉门关[②]。
即用肉桂八味与之食，大加风药[③]除内寒。
只吃一付便能愈，何用外处寻金丹？

有咽喉忽肿作疼，饮食不能下咽。但此症实火易治，而虚火难医。实火世医皆有妙方，即用桔梗、豆根、芩、连、花粉之类，治之立消。惟虚火乃肾火，不能潜藏于命门，浮游于咽喉之间。虚火惟夜重于日，清晨反觉少轻。若实火清晨反重，夜间反轻。实火口燥舌干，虚火口不渴，舌滑。以此辨之，断不差错。余用元参一两、熟地一两、麦冬五钱、萸肉二钱、山药五钱、茯苓五钱、辽味[④]一钱、白芥子三钱、好肉桂一钱三分、青盐少许。煎服一剂。

痛除肿亦尽消，则龙雷之火，有不归根于命门者乎？绝胜于八味地黄汤也。倘喉肿闭塞，滴水不能下，方用附子三钱、破故纸五钱，舂细末，调糊作膏药，贴两脚心，以火烘之，一时喉宽，可以服药矣。屡试屡验，真奇方也。

孙镇川谨志

注

①成室：结婚成家，隐指性生活频繁。
②玉门关：隐指性生活。
③风药：天麻、白附子、僵蚕之类。（龙镇川注）
④辽味：辽五味子。

妇人喉症因阴虚而得者不少

妇人阴虚亦最多，一受寒邪起乳蛾。
浑身壮热不能止，以为风火定不错。
多少盲医无识见，动将甘桔去搜罗。
不是牛子[①]加射干，便是元参并薄荷。
以治风火甚是好，以治此症错又错。

此症皆自房中得，肾水亏损立起波。
不用肉附八味丸，不能治此双乳蛾。
若能初起即嚼桂，亦可补此少阴科。
再说闺中待嫁女，亦有此症若沉疴。
不于此中讨消息，动将甘桔去止遏。
岂知描鸾绣凤多闲暇，蝴蝶一梦起风波。
愈吃此药愈不得，皆是同室暗操戈。
生此门者死此户，几个人儿知清楚。
古人立下地黄汤，原是此症真妙着。
我见人命多丧此，故将此方再吟哦。

此症因风火而起者固多，亦有因少阴亏损而然者。人多忽焉而不察，往往命染黄泉而不知，甚可哀也。故再笔之于此。

阴蛾之症，肾水亏极，虚火浮腾，不能归元，看似蛾而非蛾也。若早晨痛轻，午后痛重，至晚而痛更甚，得热则快，遇寒则加。方用引火归原，而痛顿失。萸肉六钱、大熟地一两、麦冬一两、川膝钱半、车前子二钱五分、五味子一钱五分、好肉桂一钱、附子三分、青盐一分。煎服立愈。此方大补肾水则火息，引火归原则痛消也。

孙镇川谨志

注

①牛子：牛蒡子。

风火上壅，咳嗽不已①

咳嗽之症亦多端，不必定是风与寒。
风寒之症哑喉咙，发表温中自能痊。
若是风火往上壅，愈吃热药愈不安。
他说他是寒利害，我一诊脉脉上颠。
大加风药清上焦，射干葶苈滑石连。
再加蓖②杷③往下行，二芍④大戟入肾肝。
连吃两付便能愈，方知上头风火下头剜。

因悟先兄好酒热上攒，大清风热始得安。
不用十枣⑤泻下焦，湿热转眼往上翻。
可知一切上壅症，必要下焦去透穿。
下焦透穿病自已，此是湿热大证见。
若是痨嗽大不然，痨嗽全凭补丹田。
丹田补实病自已，肉⑥附⑦吴萸引归元。
熟地萸肉并山药，宿砂益智乌梅兼。
此是归根复命大治法，何至睡倒坐不安？
吾尝作有痨嗽诗，正可与此参一参。

注

①风火上壅，咳嗽不已：在本人皆以为寒，岂知因湿生热，因热生风，往往如此，不可不知。（龙镇川注）

②蓖：蓖麻。（龙镇川注）

③杷：杷叶。（龙镇川注）

④二芍：赤芍、白芍。（龙镇川注）

⑤十枣：十枣汤。（龙镇川注）

⑥肉：肉桂。（龙镇川注）

⑦附：附子。（龙镇川注）

隆冬骤得寒嗽皆是风毒为祟，治以马前丸为最

治病“透”字最为先，不得“透”字总不占。
在表宜透发，在里宜透穿。
一毫有不透，即有一毫不安然。
吾本无甚病，惟到隆冬嗽忽添。
即用马前服壮丸①，脱了衣裳拥被眠。
初时不见有动静，二更时节忽战战。
上至颠顶下涌泉，似有微汗欲外钻。
忽而嗽大起，忽而数吐痰。

须臾之间即安然，从此再无病来缠。
可知病疾皆从积滞生[2]，不得“透”字总不占。
无怪老陈已八十[3]，以为病自毛窍入，必自毛窍宣。
我初意不解，时候久了得的端。
试观世上甚重英雄丸，那有人参入其间？
不过生乌一大块[4]，治里好了治沉寒。
彼治沉寒甚有力，此治风毒如刀剜。
我今封它为将军，使它四外去开关。
如今风毒甚是多，不得厉剂必不占。

注

①**用马前服壮丸：**马前用法甚多，随人所加。加于治嗽药中，即是马前服壮丸。（龙镇川注）

②**积滞生：**有风积，有寒积，有气积，有食积。（龙镇川注）

③**老陈已八十：**朱仙镇人，终年制此马前丸。（龙镇川注）

④**生乌一大块：**生川乌。（龙镇川注）

症杂药杂，有先后递用者

病杂药亦杂，必与合处见精佳。
亦有病杂药亦杂，必与分处见权拿。
虽然一付药，有合有分始无差。
我尝治一伤寒症，见了药水便肠滑[1]，汗从何处发？
且是肝经滞而热，不得破药不合法。
如此病疾甚别致，纵有仙人亦难去治他。
我用参[2]术[3]苓[4]草[5]三生饮[6]，细辛白芷共升麻。
俟他浑身汗出后，再加金丹破肝家[7]。
只是一药分补泻，有先有后便堪夸。
可知君子时中理，一用药时自知嘉。

注

①药水便肠滑：平素不论补泻药，一入肚中便泻出。（龙镇川注）
②参：党参。（龙镇川注）
③术：白术。（龙镇川注）
④苓：云苓。（龙镇川注）
⑤草：甘草。（龙镇川注）
⑥三生饮：方见首卷。（龙镇川注）
⑦再加金丹破肝家：加入煎药汁中。（龙镇川注）

白露前后，病同治不同

一年之病秋最多，凉茶凉水夏间哈。
人受热极便欲寒，寒一束住病立作。
不是唠呕便是泻，不是痢疾便是疟。
初得之时皆是火，利湿清热是正着。
时候久了便生寒，仍是前病要变药。
白露以前一样治，白露以后又一科。
或是补泻一齐用，或是寒暖交相合。
前日猪苓滑石好，今日茯苓赤石摸。
前日柴胡前胡切，今日羌活独活搓。
前日黄芩黄连入，今日干姜干葛合。
前日栀子连翘煎，今日山药萸肉嚼。
同此一节治不同，莫谓吾人好前却[1]。
休慌忙，须斟酌，不可泥住前方为妙着。
吾尝于此细忖度，时候久了便生寒，时候久了便有错。
多少年老与杂疾，竟有以此致沉疴。
只因不知如来转法轮，以成今日之子莫。

注

①前却：进退，引申为无谓地折腾。

夏秋吐泻交加，虽甚危殆，补药宜慎

从来吐症用硝黄，泻症升提是为良。
若是二症一齐见，必须术[1]苓[2]补中央。
如今治法大不同，再用此法便不良。
只因毒火如胶漆，沾住肠胃不光堂。
若用术苓必立起，反与敌家赍[3]之粮。
何如六一[4]加牛黄[5]，凉水饮下渐渐康?
再哕再泻亦不妨，肠胃涤尽永无殃。
生梨生瓜且咀嚼，略饮面水便回阳。
何须术苓四君子，斗起病来反着忙?
我尝细思治病理，始知世道宜酌量。

注

①术：白术。（龙镇川注）
②苓：云苓。（龙镇川注）
③赍（jī）：资助，把东西送给别人。
④六一：六一散。（龙镇川注）
⑤牛黄：牛黄散。（龙镇川注）

病寻出路宜顺势而导之

病寻出路人不知，只要尽力以送之。
本在脏腑里，今忽到眼前。
本在脏腑里，今忽到鼻端。
本在脏腑里，今忽到喉间。
即此便是他出路，只要尽力与发散[1]。
或清散[2]，或热散[3]，不是除风便化痰[4]。
如若大凉与大泻[5]，恐于此处不甚甘。
凡治上焦病，大约如此便能安。
若是下焦寻出路，不用导法便不安。

本在脏腑里，今忽在茎前。
本在脏腑里，今忽在膝前。
本在脏腑里，今忽在脚端。
即此便是他出路，只要尽力与疏湔。
或滋肾，或平肝，不是和血便化坚[6]。
如若大补[7]与大提[8]，恐与此处不相干。
凡治下焦病，大约如此便能安。
譬如横客来，与主不相安，只要疾速送门前。
宜用量天尺[9]，宜用下水船[10]，即此便是小神仙。

注

①**尽力与发散**：即此可悟治眼之理。（龙镇川注）
②**清散**：头懵、头疼多用升、柴、前胡之类。（龙镇川注）
③**热散**：喉咄、寒嗽多用麻黄、羌活、独活之类。（龙镇川注）
④**除风便化痰**：有寒风、有火风，有寒痰、有火痰，宜分别治之。（龙镇川注）
⑤**大凉与大泻**：大凉恐有以激之，然亦有用之者。关脉实有用酒军、醋军者，若尺实则不拘乎此矣。（龙镇川注）
⑥**或滋肾，或平肝，不是和血便化坚**：有用斑蝥下之，有用肉桂引之，皆是要着。（龙镇川注）
⑦**大补**：治鹤膝风有用防风一两，炙芪四两，大汗而愈。（龙镇川注）
⑧**大提**：有阴虚下陷腿疼者，用升柴、二活而愈。（龙镇川注）
⑨**量天尺**：治上焦之病。（龙镇川注）
⑩**下水船**：治下焦之病。（龙镇川注）

病在上取诸下，病在下取诸上，皆是要着

人病往往在中州[1]，不是上出便下流。
既从上边出，便从上边搜。
吾尝作有吐法歌，不可不讲究[2]。
但是世间呕吐者，几个下边若行舟？
不是水不流，便是屁不周。

若要求来历，必于此处进一筹[③]。
既从下边流，便从下边搜。
吾尝作有导法诗，不可不讲究[④]。
但是世间泄泻者，往往上边塞砖头。
不是气凝胸，便是痰壅喉。
若要求来历，必于此处进一筹[⑤]。
人家请我去诊脉，便当上下细细搜。
不可见病便治病，以为门前作应酬。
此与病寻出路诗，似乎不相侔[⑥]。
言之各有当，讲了这头讲那头。

注

①中州：指脾胃而言。（龙镇川注）
②吾尝作有吐法歌，不可不讲究：用六一散、牛黄散以吐之。（龙镇川注）
③必于此处进一筹：再加行药方得。（龙镇川注）
④吾尝作有导法诗，不可不讲究：有用承气汤，有用十枣汤。（龙镇川注）
⑤必于此处进一筹：须要大开胸膈。（龙镇川注）
⑥侔（móu）：相等。

治病须要顺时令

霜降以后皆是寒，那有一人炼仙丹。
不是苍[①]麻[②]去出汗，便是肉[③]附[④]暖命元。
不是五味五倍收散缺，便是党参黄芪提上颠。
于今已两月，未曾一人用芩[⑤]连[⑥]。
因忆麦楂[⑦]烂，没好汉，尽皆湿热冲上天。
不是六一牛黄散，便是噙化冰荷丸。
那有大热与大补，不过“清凉”二字为主权。
故我录之以示人，寒热之药皆能随时作金丹。

注

①苍：苍术。（龙镇川注）
②麻：麻黄。（龙镇川注）
③肉：肉桂。（龙镇川注）
④附：附子。（龙镇川注）
⑤芩：黄芩。（龙镇川注）
⑥连：黄连。（龙镇川注）
⑦麦楂：麦茬。

治病要临时得窍，不论好歹药

治病总在临时恰中窍，药不中窍总不妙。
有一孕妇将分娩，妄进补益塞气道。
胸中噫气不能止，我用牛黄甚是妙①。
只和滑石哈两口，其人惊喜若再造②。
又有孕妇将分娩，妄进补益塞便道。
日饮凉水不能止，我用金丹甚是妙③。
只用滑石哈两口，其人惊喜若再造④。
可知治病无奇方，只要临时恰中窍。
好如瞎子遇仙桥，好如迷人得大道。

注

①牛黄甚是妙：牛黄散中有巴霜。（龙镇川注）
②惊喜若再造：大泻湿水而愈。（龙镇川注）
③金丹甚是妙：紫金丹中有巴霜。（龙镇川注）
④惊喜若再造：大泻胶糖而愈。（龙镇川注）

治病有标本之殊

从来治病有两般，泥住一边便为偏。

我尝治一士人病，本是久泻不能餐。
忽染外边火，顿而喉不安。
我一诊脉是虚火，便用肉桂往下牵。
一身之病皆治着，引热下行便还元。
他兄一见为太热，只用酒连治一边。
虽然能暂愈，与他本底全不占。
他兄言之甚得意，我只置之若固然。
可知医道甚是大，治本治标皆能痊。
必须本原尽澄澈，方是圣人之十全。

心中虚满与实症不同，只宜空中着眼方见手法，又有隔二隔三治法，不可不知

人有虚满往上壅，实无一物在胸中。
不是寒来便是火，不是气来便是风。
只宜扫去浮云归洞壑，不可硝[①]黄[②]用大行。
辛[③]芷[④]能散寒，荆[⑤]防[⑥]能除风。
火宜用芩[⑦]连[⑧]，气宜用橘红。
只要上焦无壅滞，便可妙手称空空。
可知人身之气如橐籥，原无一丝滞不通。
有了一丝滞不通，便是呃逆贯当胸。
如若下焦与中焦，或可峻剂用力攻。
至于上焦有不顺，只宜妙手去荡空。
不是先生不着紧，必以此治方可彻底以澄清。
亦有引入海底归洞壑，亦有坠入丹田作主翁。
此又纳入须弥穴，此又降入水晶宫。
医道玄远妙无穷，岂可狃[⑨]于子莫之执中。

注

①硝：芒硝。（龙镇川注）

②黄：大黄。（龙镇川注）
③辛：细辛。（龙镇川注）
④芷：白芷。（龙镇川注）
⑤荆：荆芥。（龙镇川注）
⑥防：防风。（龙镇川注）
⑦芩：黄芩。（龙镇川注）
⑧连：黄连。（龙镇川注）
⑨狃（niǔ）：贪求。

腑病治脏，脏病治腑，原自相通

哕呕原因肺经壅，有时全不关肺经。
我尝治一伤寒症，只有二尺胶不行。
我用金丹与芒硝，下焦[①]通时上自通[②]。
结粪原因大肠干，有时病不在腑间。
我尝治一肠秘症，只因肺虚不能传。
多用潞党与当归，元气一旺立时宣。
因悟肺逆不止用牙皂[③]，大肠原与相应叫。
因悟小肠不通用菖蒲[④]，心经原是它枢要。
因悟下焦干燥用黄芩[⑤]，华盖[⑥]滋润为善道。
此本表里不相离，好如男女夫与妻。
纵隔千里总一家，那有芝兰参与差。

注

①下焦：大肠。（龙镇川注）
②上自通：肺经。（龙镇川注）
③牙皂：大肠药。（龙镇川注）
④菖蒲：心经药。（龙镇川注）
⑤黄芩：肺药。（龙镇川注）
⑥华盖：肺。（龙镇川注）

脏腑之病不同，治法亦异

现在之症皆自六腑来，久病必定五脏裁。
六腑之病浮浮治，五脏之病深深推。
浮治不必论上下，那边有病那边开。
久病便须上下相叫应，这边有病那边猜。
吾言治病治上下，大抵多从五脏来。
五脏病脉恒皆出本位，六腑病脉只在六部该。
亦有久病新得时下症，时病端自久病来。
此又病症多变化[①]，还要脉症细细推。

注

①多变化：病过七日，多有变化。（龙镇川注）

中秋人有疼痛哕泻，皆是伏暑未尽，看似寒症，不可遽以寒论

凡是肚疼必多寒，惟到中秋细细参。
中秋时节寒虽来，夏末余热未尽殚[①]。
不是吐泻交相杂，便是疼痛不能堪。
吐泻疼痛虽利害，不可遽作阴寒看。
只宜四物加白芍，只宜六一带金丹。
只宜甜梨与西瓜，只宜醋麸与热砖。
只宜糖[②]酒[③]炒山楂，只宜雷火罐子搬。
纵有脉理好先生，不可到此生事端。
一诊脉理便颠倒，虚实寒热尽茫然。
只因暑伏脉亦伏，不能洞见真病源。
我尝治此千千万，始敢如此胡乱言。
不如按住伏暑细细思，
不如按住秋初淡淡观。

只用浮皮创痒方，便可一付把病剜。
如依脉理去调理，误了人病自招愆④。

按：中秋腹疼，吐泻兼作，皆因伏暑寒热郁滞于中焦。盖邪在上焦则吐，在下焦则泻，在中焦则吐而且泻。故脉虽沉伏，而不可遽用热药。此因伏暑而致吐泻也，用黄连香薷饮为最稳。若暑湿积聚，停滞于内而腹痛者，宜推荡调气，利湿为主，不可与前症同治也。

孙镇川谨志

注

①殚（dān）：竭尽。
②糖：红糖。（龙镇川注）
③酒：水酒。（龙镇川注）
④如依脉理去调理，误了人病自招愆：中秋之时，伏暑未尽，治法以此为例。（龙镇川注）

寒哕、火哕皆因气虚统不住，宜健脾为主，余只带治①

古言哕症有寒热，皆从饭后去决别。
食远犹哕便是寒，食近即哕必是热。
如今气运大不然，寒热皆从饭时决。
我尝见一人，六脉冷如雪。
吃了一口哕一口，心中全无一点热。
我用热补齐上前，始得一付心熨帖②。
连吃数付已大愈，后因嚼桂病转烈。
吃了一口哕一口，又请我去把病阅。
前日之哕全是寒，今日之哕尽是热。
只用前日大补方，删了热药带凉血。
加上白及与白芍，一见清补便回辙。
不论饭近与饭远，寒热皆从当下决。
可知百病胥随气运转，不得执住古人无二说。

按：呕吐有食入即出者，乃肾水虚，不能润喉所致，是有火也；若久食而反出者，乃肾火虚不能温脾，因脾寒而反出，是无火也。欲治反胃呕吐者，理当从肾，详辨有火无火之分。如无火而反吐，宜用萸肉五钱、大熟地一两、茯苓三钱半、泽泻二钱、丹皮二钱、山药四钱、肉桂一钱、附子一钱水煎服[3]。治有火反吐，方用熟地一两半、萸肉五钱、山药八钱、泽泻三钱、丹皮三钱、云苓五钱、麦冬六钱、五味二钱、砂仁二钱，煎服[4]。二方临症加减，治反胃呕吐，实有神功。又有呕吐倾胃而出者，必伤胃气。胃气一伤，多致不救。然亦有寒火之殊：有火者用姜黄连三钱、云苓一两、潞党二钱、砂仁二钱。无火者用白术一两、潞党二钱、干姜三钱、丁香二分。若下泻者，俱宜加车前子三钱。一剂即可奏效。凡遇此症者，总以先固胃气为本，缓则脾败主亡，虽有灵丹妙手奚施哉？

孙镇川谨志

注

①寒哕、火哕皆因气虚统不住，宜健脾为主，余只带治：七月间断不可用此法。（龙镇川注）

②熨帖：妥帖舒适。

③萸肉五钱、大熟地一两、茯苓三钱半、泽泻二钱、丹皮二钱、山药四钱、肉桂一钱、附子一钱水煎服：即八味汤也。（龙镇川注）

④熟地一两半、萸肉五钱、山药八钱、泽泻三钱、丹皮三钱、云苓五钱、麦冬六钱、五味二钱、砂仁二钱，煎服：即麦味地黄汤也。（龙镇川注）

治疟以平肝为主

一切病症皆由肝，况乎疟疾据之为主权。
虽说湿痰恒在脾，不治肝经总支离。
青皮能散肝，山楂能调肝。
桃仁能平肝，醋军能行肝。
看似一洗脾经寒，不透肝经总不完。
如果食水泻不下，再加金丹便能罢[1]。
亦有肝盛脾经弱，须得补脾那一着。
苍术半夏能燥湿，宿砂干姜能去恶。

补得脾土与肝齐，它自不敢妄支离。

亦有肝寒脾亦寒[②]，必用肉[③]附[④]补脾元。

补得脾土如山岳，肝木根深蒂固盘。

纵有狂风来相摆，德厚无疆摇动难[⑤]。

亦有肝经郁滞脾不开，只在皮里为祸灾。

大加苍[⑥]麻[⑦]去出汗，肝木条达上不来。

亦有肝经抑郁湿寒水，不在皮毛在脏里。

看似伤寒[⑧]莫出汗，大泻湿水病自已[⑨]。

亦有肝经抑郁痰停胸，二寸头上似虫行。

只用截疟丹[⑩]导痰，导出痰涎病自完。

可知疟疾寒热皆在肝，总以平肝为正端。

有时肝经平不得，还须他经善周旋。

他经周旋肝自和，终以此地为橐籥。

按：前后疟痢平肝两论，平肝者，即所以和脾也。脾胃一和，湿痰自解，疟痢可去矣。

镇治此症，屡试屡验，无不奉此为圭臬。

孙镇川谨志

注

①再加金丹便能罢：金丹能泻阴分食水。（龙镇川注）

②脾亦寒：脾寒未有不虚者。（龙镇川注）

③肉：肉桂。（龙镇川注）

④附：附子。（龙镇川注）

⑤德厚无疆摇动难：老疟子、虚疟子多补脾土而愈。（龙镇川注）

⑥苍：苍术。（龙镇川注）

⑦麻：麻黄。（龙镇川注）

⑧伤寒：一寒一热，有似伤寒，实是湿水为病。（龙镇川注）

⑨大泻湿水病自已：宜用甘遂、大戟之类。（龙镇川注）

⑩截疟丹：截疟丹，方用土信一两、绿豆粉面四两，共研细，分作四百付。大人每服一付，小儿半付，凉水送下。先一时服，忌饮热茶及一切温热之物。（龙镇川注）

疟疾不易治，要有把握①

如今疟疾甚是多，治家尽是胡乱摸②。
初起即作伤寒治，在表在里分清楚。
在里便去透发汗③，在里补泻有两科。
宜补宜泻宜利亮④，不必婆婆妈妈去开拓。
半表半里宜化痰，大除痰饮是正着⑤。
亦有初得之时甚狼狈，温凉补泻一齐搓。
虽然用药甚是杂，按脉切理那里错？
此病便作瘟疫治，俟他少轻加截药⑥。
时候久了即作杂症论，不必泥住湿痰疟。
温凉补泻各有脉，加上治痰便不错⑦。
但治此症宜狼豁⑧，先去截头为正着⑨。
若是截头用狼豁，一付两付便如初。
只因此症来里猛，他用虐时我亦虐⑩。
即用热补宜金刚，不可仙丹养太和。
何必如此设名色⑪，使人心神无捉摸。

注

①疟疾不易治，要有把握：以伤寒、瘟疫、杂症括尽治疟之理，是我家创治法。（龙镇川注）

②摸：探索，试探。

③在里便去透发汗：无汗要有汗，有汗要无汗。（龙镇川注）

④宜补宜泻宜利亮：宜补宜泻要拿住病，不然反觉利害。（龙镇川注）

⑤大除痰饮是正着：以常山不二饮、十枣汤为例。（龙镇川注）

⑥俟他少轻加截药：不俟少轻，必截不住。（龙镇川注）

⑦加上治痰便不错：无痰不作疟。（龙镇川注）

⑧狼豁：快速生猛。

⑨先去截头为正着：凡病皆宜截头。（龙镇川注）

⑩他用虐时我亦虐：疟者虐也。要顾名思义。（龙镇川注）

⑪何必如此设名色：疟有热疟、寒疟、风疟、暑疟、湿疟、痰疟、经疟、脏疟、食疟、瘴疟、鬼疟之分。（龙镇川注）

治痢积以湿热论

痢积皆因积滞生，凉气凉血要分清。

不论红白皆湿热，贸然用补便不通。

气分要将槟榔用，血分无如白芍精。

只宜清利去刮摩[①]，不可硝[②]黄[③]用大行[④]。

此症皆由肝横来克土[⑤]，生芍多用是正经[⑥]。

至于年老与久痢，不可执此以为名。

宜热宜补又宜涩，返还元阳是正经。

此皆治痢之大略，还要脉理为真凭。

夏秋感暑热之气，患痢脓血，甚有日夜百几十次不止者，至危至急之症也。如用凉药止血，利药攻邪，俱非善法。余每治此症，仅用和平缓淡之药，故能痢止身健，亦无损于正气。

方用当归、白芍多至二两，枳壳、槟榔各二钱，陈卜子[⑦]、西滑石各三钱，木香、甘草各一钱，煎服。轻者一剂，至重者二三剂即愈。妙在归芍之多用，平肝气即所以和脾也。脾胃有生发之机，大肠有转导之化。卜子、槟榔，消积之神剂；木香、甘草，调和于迟速之间，使瘀滞尽除，而无内留宿毒之患矣。余治此症数十年，屡试屡验，故敢笔之于篇末。

孙镇川谨志

注

①刮摩：积滞黏腻非刮摩不行。（龙镇川注）

②硝：芒硝。（龙镇川注）

③黄：大黄。（龙镇川注）

④大行：大行便将积滞滑过去。（龙镇川注）

⑤此症皆由肝横来克土：用行药土愈亏，肝愈横，不如用生芍以敛之。（龙镇川注）

⑥生芍多用是正经：即在气分，亦宜多用。（龙镇川注）

⑦陈卜子：萝卜子。（龙镇川注）

治痢以平肝为主

百般病症皆由肝，况乎痢积在夏天。
湿热抑郁不能达，肝木条畅甚是难。
不是胸膈有不顺，便是滞泥在肠间。
人说宜用厉剂去行它，吾说此症开胸最为先。
胸膈一开饮食进，已得治病之大端。
虽然湿热尽在脾，岂知横抉皆在肝。
青皮能疏肝，桃仁能破肝。
再加生芍[1]二三两，使他脾里去敛肝。
当归能滑润，车前能钻研，亦是治痢之金丹。
不论红白皆湿热，总以二物为最先。
如果痢疾尽白脓，腹毛槟榔宜多添。
川贝川朴不相离，枳壳枳实齐上前。
看似清利去治脾，实以平肝为主权。
生地丹皮皆带用，木通泽泻紧接连。
吾尝治此千千万，无不条畅老根源。
至于年老与久痢，又以热补为真诠。
吾尝作有治痢诗，蒙医须读那一篇。

注

①生芍：白芍。（龙镇川注）

湿热已久，内里必有绿水藏在元府之里，宜细治之

凡是风肿先肿头[1]，水肿定从脚上流。
流在脚上是证见，断乎湿热聚中州。
况乎心肺有证见，二寸翻饱又寸头。
定是肝横来克上，一寒一热生绿油。

昼里痞闷夜干烧，专与此人作对头。
欲将此症连根拔，必泻绿水方能休。
但是此症结已久，骤泻绿水使人愁。
凡是大泻必大吐，泻里紧了入九幽[②]。
如此病症热已深，必有黄水在外头。
先泻黄水病半愈，即扶正气建根由。
正气一旺能饮食，再进行药便周流。
即有绿水在内里，金丹一到便出头。
此是治病真节次，补泻相间方无忧。
大凡治病遵《素问》，大积大聚有正谋。
我尝治此甚担心，故敢著之为论头。

注

①风肿先肿头：眼皮肿，面皮肿。（龙镇川注）
②九幽：九泉幽冥，喻指死亡。

病脉与病症一一相合，尤须细治

方子精良脉上存，脉不精良何处寻?
我之方子虽从脉上得，只按三部亦不真。
凡是脉出寸口空中飞，必用牛黄[①]始合机。
二胡[②]二活[③]恒相依，三麻[④]三花[⑤]必为归。
凡是脉走下部甚是长，必用金丹始为良。
左边必加利水药，右边更须去宽肠。
此是泻法真证见，吾与铭之于鼎常。
况乎疟痢时症常大烧，限定时刻不可逃。
太阳证见日亭午[⑥]，阳明燥金未申交。
少阳寒热寅卯见，限定时刻甚昭昭。
再与脉理细参想，那有温凉补泻差分毫?
我尝治一右尺拉尾巴[⑦]，胃中劈柴见一条[⑧]。
此是沉寒真证见，不用大泻不能消[⑨]。

先泻黄水后绿水，一泻泻有廿余遭。

凡是大泻必大吐，几乎一命入阴曹[10]。

即用参芪肉附四五两，始得屈平[11]把命招。

虽然沉积尽去了，不如和缓为最高。

此是侥幸以成功，若不成功怨滔滔。

注

①牛黄：牛黄散。（龙镇川注）

②二胡：柴胡、前胡。（龙镇川注）

③二活：羌活、独活。（龙镇川注）

④三麻：麻黄、升麻、天麻。（龙镇川注）

⑤三花：凌霄花、菊花、旋覆花。（龙镇川注）

⑥亭午：中午。

⑦右尺拉尾巴：右尺出乎本位甚长。（龙镇川注）

⑧胃中劈柴见一条：胃中脉丝丝，干硬不和。（龙镇川注）

⑨不用大泻不能消：宜用牛黄散。（龙镇川注）

⑩凡是大泻必大吐，几乎一命入阴曹：大积大聚，去其大半而止，自是千古定法。此人性急，不能少待，故致过下之过。（龙镇川注）

⑪屈平：屈原（约前340-前278），战国时期楚国诗人、政治家，芈姓，屈氏，名平，字原，又自云名正则，字灵均。其主要作品有《离骚》《九歌》《九章》《天问》等。此处用屈原《招魂》的典故，意在强调大剂量参芪肉附有补气回阳、起死回生之功效。

湿肿非兼巴霜不可，宜相虚实量加之

巴豆利湿最相宜，一切湿肿它为师。

只要多加培土药，不怕病大难支持。

肉[1]附[2]吴萸能生火，早为脾土立根基。

苍[3]麻[4]独活能散湿，早为脾土作防维。

再用十枣[5]作引子，水往下流不侵脾。

脾土旺盛堤防固，不怕江河日日滋。

我尝遇症甚是危，痰涎涌盛湿无疑[6]。

伸手摸住肾子[7]子，好如冰弹包热皮[8]。
此是贴身大证见，何须诊脉细细思？

注

①肉：肉桂。（龙镇川注）
②附：附子。（龙镇川注）
③苍：苍术。（龙镇川注）
④麻：麻黄。（龙镇川注）
⑤十枣：十枣汤量加三四分。（龙镇川注）
⑥痰涎涌盛湿无疑：湿热出不去，使作痰涎上涌。（龙镇川注）
⑦肾子：睾丸。
⑧好如冰弹包热皮：凡是大寒证，肾子无有不凉者，以此为人命之根也。（龙镇川注）

小腹微肿有边，是有水气，宜泻

小腹微肿下边起，便是湿寒结在里。
十枣汤头正用着，大泻寒湿病自已。

大寒结滞不宜用行药

水本柔软不用说，一到隆冬便似铁。
人本空空无有物，一受风寒便心咄。
甚至上下滞不通，大肿大胀痛欲绝。
岂真食积塞满胸？不过湿寒水暗结。
只宜苍[1]麻[2]二活[3]去透发，肉[4]附[5]吴萸炮姜啜。
连吃两付便流通，内里温散外洞澈。
亦有葱姜炒麸拓，亦有椒桂入齿啮。
不可妄意用行药，一见硝[6]黄[7]把命折。
有用二丑与巴豆，不过席上地下别。
只因人身虚弱甚，以致此症似霜雪。

一见阳春便回来，宜从此处想真诀。

注

①苍：苍术。（龙镇川注）
②麻：麻黄。（龙镇川注）
③二活：羌活、独活。（龙镇川注）
④肉：肉桂。（龙镇川注）
⑤附：附子。（龙镇川注）
⑥硝：芒硝。（龙镇川注）
⑦黄：大黄。（龙镇川注）

阴黄阳黄治法有辨

黄病皆因湿作热，抑郁之久无从泄。
不是皮色黄花染，便是二目黄表贴。
治宜苍术与茵陈，黑矾[1]栀子往下掣。
泡入酒中加陈皮，红糖为引细细啜[2]。
一切湿气尽引下，便无身黄使人说。
又有阴黄寒最重，彼色明亮此有别。
必用肉桂与附子，灰暗烟熏始尽撤。
阴黄阳黄有两般，不得泥住清凉不用热。
此是治病之大关，须探本源连根抉。

按：黄病之症，一身尽黄，两目亦黄。虽成于湿热，毕竟脾虚不能分消水湿，以致郁而成黄。余用薏苡三两、茯苓一两、茵陈三钱、陈皮二钱、车前一两、上肉桂三分、芡实三钱。

大剂服之，分消水湿。前药多是健脾固气之品，用茵陈以解湿热，肉桂引水入于膀胱，从小便出。三四剂后减半，加白术五钱。服之，再用二三剂，愈后永无后患矣。

孙镇川谨志

注

①黑矾：烧红。（龙镇川注）
②红糖为引细细啜：每晚服。（龙镇川注）

治腿以破小肠为主

一身之气注小肠，才有腿疼尿必黄。
纵然不黄尿必热，大抵郁滞在膀胱。
如若湿热陷下焦[1]，大破肝肾加之凉。
金丹[2]和药甚是好，只消一付立除殃。
亦有虚弱用热补，必借十枣为之汤。
斑蝥二枚为引子，大加升提是神方[3]。
此症出来多左腿，大约肾虚遭祸殃。
间有干枯虚弱甚，必补肾水滋元阳[4]。
如滞膀胱气不通，恐怕不久见阎王。
吾尝治此千千万，温凉补泻细酌量。
注定太阳用宣泄，不滞此窍最为良。

注

①湿热陷下焦：腿肿，肾亦肿。此处，肾指阴囊。（龙镇川注）
②金丹：紫金丹。（龙镇川注）
③大加升提是神方：脉上部皆空，便加风药升提。（龙镇川注）
④必补肾水滋元阳：归、地、宿砂、故纸之类。（龙镇川注）

腿疼即弱症，亦须先行后补

凡是疼痛皆不通，不得行药总不中。
吾尝以此治坚结，不料二腿疼痛亦能松。
二腿红肿常用此，一付二付便收功。
谁知骨瘦如柴虚弱甚，一用打药亦甚灵。

斑蝥一到小肠开，滴滴邋邋[1]尿甚红。
金丹一到大肠开，积积渣渣下黏脓。
初时不见有重轻，吾意打药必不中。
再与二黄[2]三两把，数日之间走如风。
一阖一辟天地理，始知此症总宜通。
但是大黄用不得，其性寒凉欠冲融。
吾尝治此用金丹，以其有山甲，以其有蜈蚣，
以其有全蝎，以其有明雄。
兼些莪[3]棱与郁金，能开窍，能和衷，能散寒，能除风。
不怕上去行里猛，只要后头暖融融。
一付两付便能愈，方知行药甚有功[4]。

注

①邋邋（lā lā）：意为嗒嗒。
②二黄：硫黄、地黄共为丸。（龙镇川注）
③莪：莪术。（龙镇川注）
④方知行药甚有功：百病以通利为主。虚证宜少用，不宜多用。（龙镇川注）

治腿疼痛离不了金丹

如今气运大不同，但观治腿已分清。
古时治腿分虚实，今时治腿总宜通。
腿肿腿胀无论矣，纵是虚弱亦要行。
吾尝治此一切症，离了金丹便不中。
细究此症真消息，始知脉窜上焦下焦空。
虽然下焦宜用补，不泻上焦脉不行。
泻到下焦归本位，便无疼痛诸毛病。
此真气运一大变，不常治此总朦胧。

疝症皆起于湿寒

疝气皆因湿与寒，湿寒作热痛不堪。
不是湿气不下流，不是寒气他不顽。
顽住气血一大块，那有真火在其间？
不用大热硬不消，不用大破气不旋。
不用除风他不散，不用去湿它不宽。
再加升①柴②往上提，再加温和透余寒。
清凉不妨少用些，引出湿热便能痊。
以此治疝甚得法，不怕肿硬数十年。

注

①升：升麻。（龙镇川注）
②柴：柴胡。（龙镇川注）

治疝气方

吾尝见一疝症，当立一方，一药而愈。
疝气初起肾子坚，肉①附②吴萸加金丹。
青皮当归白芍药，椒③茴④故纸引归元。
三陈薏米并渗湿，二胡⑤升麻提上颠⑥。
辛⑦芷⑧消肿黄柏带清热，斑蝥⑨直下达阴关。

注

①肉：肉桂。（龙镇川注）
②附：附子。（龙镇川注）
③椒：川椒。（龙镇川注）
④茴：西茴。（龙镇川注）
⑤二胡：前胡、柴胡。（龙镇川注）
⑥上颠：病在下者取诸上。清气上升，浊气下降。（龙镇川注）
⑦辛：细辛本少阴药。（龙镇川注）

⑧芷：白芷。（龙镇川注）

⑨斑蝥：三个。（龙镇川注）

胆颤心寒症治法[1]

我治吐血症数天，忽得胆颤并心寒。
知是痰涎为祟果，即用火炼降仙丹。
火炼降仙丹有名，不得治法总不占。
必须白信如硫璃[2]，必须荞麦面裹圆[3]。
必须烈火烧透亮，必须陈醋湿周全。
打开信石用一两，明雄就得二两研。
共合一处为细末，便是凉水降仙丹[4]。
每吃二厘便能愈，无不应手立时痊。
如若吃时先相脉，脉上无火纯是寒。
或是二寸头上如麦屑，或是二寸头上如针尖。
皆是湿寒怪怪症，此药下去稳如山。
如若脉上数有力，不必此药作舟船。
试观京都甚重灵宝丹，亦是明雄和砒研。
但是修合甚得法，以治寒湿天下传。
我制此药不及此，以治湿寒类疟子。
以治痰迷类风颠，无不一药而愈如刀剜。
如若外治身上疼，只用生研入膏丹。
如若外治疮烂口，只合轻粉共枯矾[5]。
如若外治疥痕干，只合巴霜猪油煎。
内治外治皆有力，毒症得此若遇仙。
若是脉症不清楚，不必将此置市前。

注

①胆颤心寒症治法：人有胆颤心寒之症，皆是湿毒痰涎为祟，治以白砒为最。（龙镇川注）

②白信如硫璃：白如硫璃明如玉，始堪以治内证，若外证则不拘乎此矣。

（龙镇川注）

③荞麦面裹圆：荞麦面大治信毒，虽吃一分亦无碍。（龙镇川注）

④凉水降仙丹：用此药以凉水为引。（龙镇川注）

⑤轻粉共枯矾：渗烂肉上，微有痒意，即宜洗去，另上长药。（龙镇川注）

阴寒就是大毒物

我膀疼痛不能行，多少妙药全不灵。
一用菩萨三十六金刚，一帖贴之便收功。
菩萨膏中多毒药，以毒攻毒毒便轻。
我膀疼痛无甚毒，只因年老毛窍松。
试观李华[①]吊古文，堕指裂肤处处同。
阴寒就是大毒物，那有一个悟当躬？
试思洞房花烛暖融融，犹有一二变成凶。
阴风入骨寒入窍，谁能出此圈套中。

注

①李华：唐代文学家，著《吊古战场文》，思接千载，视通万里，描绘出古战场一幅幅悲凉空旷、惨绝人寰的历史画卷。

痛痒本于湿寒，非用热药、毒药亦不能了

凡是痛痒本湿寒，时候久了热不堪。
治以清凉必不效，热药毒药宜对参。
常治小儿尿不得，肾痛肾痒不能堪。
内用肉[①]附[②]并斑[③]麻[④]，外用醋麸共热砖。
又治小儿痒不堪，和血凉血全不占。
外用轻粉和潮脑，内用硫黄与马前。
只消一付便能愈，那有痛痒不能安？
有人好用太平药，一遇此症便茫然。
岂知圣人致治理，削平祸乱最为先。

注

①肉：肉桂。（龙镇川注）
②附：附子。（龙镇川注）
③斑：斑蝥。（龙镇川注）
④麻：蓖麻。（龙镇川注）

湿热创治法

惟有一妇病难疗，心中痛痒不能招。
兼之玉门起燎泡[1]，小水[2]不下肿不消。
我用苦参七八两，只消一付除根苗。
此是湿热创治法，混入恶毒便失调。

注

①燎泡：皮肤上急骤出现的水疱，伴有灼热刺痛感。
②小水：小便。

治湿寒法[1]

欲用毒药有真诠，不得真诠莫妄谈。
果能用之真的当，不用渣滓只用烟。
水银银珠并黄丹，安息香合麝片烟。
清晨嗽口吸四袋，连吃四天便清宣[2]。
内不伤脏腑，外把病立剜[3]。
不过身上微含懒，不过口中痛流涎。
昼里忌盐七天整，夜里衔枚始能安。
任是杨梅天大毒，一见此药便豁然[4]。
以治湿寒老疟子，以治湿寒吐水黏。
以治湿寒起疙瘩[5]，以治湿寒死眼前[6]。
此药燥烈无与比，抉住根子把病剜。

看似大毒服不得，清烟一过便了然。
纵有天师再临凡，亦必谓此为飞丹[7]。
试观菩萨仅有三十六金刚，仅有毒药不可餐。
甘遂动数两[8]巴豆恒数钱[9]。
川乌草乌[10]皆能用，蝎子[11]蜈蚣[12]紧相连。
芫花[13]大戟[14]一齐入，陀僧[15]木鳖[16]共细研。
只缘用之真的当，况且过火入油煎。
吾辈脉理果通达，即不过火亦能餐。
凡此皆是湿寒生暗毒，杂入群药最便便。
我尝用些三生引，以治滑泻甚安然。
只缘杂入群药有包罗，正可与此相对参。
莫谓毒药甚可骇，毒症须得毒药剜。
试观古来治国亦如此，用贼擒贼把边安。
以毒攻毒甚是好，壮士长歌入汉关。

注

①**治湿寒法：** 水银、银珠，本治杨梅之要药。凡治湿寒热结，必须以此为例。（龙镇川注）

②**清晨嗽口吸四袋，连吃四天便清宣：** 皆如此吃。（龙镇川注）

③**外把病立剜：** 疮症三天便结痂。（龙镇川注）

④**任是杨梅天大毒，一见此药便豁然：** 方详四卷外科门。此毒能治，他毒不用说矣。（龙镇川注）

⑤**治湿寒起疙瘩：** 脖项肿硬，坚如铁石。（龙镇川注）

⑥**治湿寒死眼前：** 一切痰厥，状类羊羔风。（龙镇川注）

⑦**飞丹：** 此药可名飞仙丹。（龙镇川注）

⑧**数两：** 二两，生用。（龙镇川注）

⑨**数钱：** 八钱，生研。（龙镇川注）

⑩**川乌草乌：** 各一两，生用。（龙镇川注）

⑪**蝎子：** 七钱。（龙镇川注）

⑫**蜈蚣：** 十条。（龙镇川注）

⑬**芫花：** 七钱。（龙镇川注）

⑭**大戟：** 八钱。（龙镇川注）

⑮陀僧：四两。（龙镇川注）

⑯木鳖：一两。（龙镇川注）

湿寒杂疾宜用雷火，再进丸药

湿寒杂疾脉无神，淹淹缠缠入鬼林。
纵有名药不见效，不如先进雷火洗几巡。
此症尽是湿寒水，脾胃败极饭不亲。
惟宜干酒去点着，洗了前心洗后心。
洗至数巡身变热，一回便得酒一斤。
天天洗了天天搬，后心更比前心亲。
前心多骨搬不住，后心脊骨两边寻。
上至颈项下尾闾，罐罐比接罐罐匀。
一切湿寒尽拔出，再用丸药便回春。
宜补相火宜健脾，茶汤茶水少入唇。
如此连日用洗法，不怕二竖与为邻。

治酒病有先热后寒之分

醉汉心里乱翻花，好似马前饲暮鸦。
初得之时皆湿热，必须清凉泻胃家[①]。
山楂干葛宜多用，以其能解酒味嘉。
时候久了便成寒，再用此药必不占。
必须川乌草乌散脾湿[②]，必须肉[③]附[④]吴萸暖命元[⑤]。
间有五内虚寒甚，参[⑥]术[⑦]苓[⑧]半[⑨]宜多餐。
亦有乌梅成两用，以其收敛带平肝。
此皆治酒之要药，前后脉理要细参[⑩]。

注

①泻胃家：哕呕可证。（龙镇川注）

②**散脾湿：**憎寒可证。（龙镇川注）

③**肉：**肉桂。（龙镇川注）

④**附：**附子。（龙镇川注）

⑤**暖命元：**肚痛可证。（龙镇川注）

⑥**参：**党参。（龙镇川注）

⑦**术：**白术。（龙镇川注）

⑧**苓：**云苓。（龙镇川注）

⑨**半：**半夏。（龙镇川注）

⑩**此皆治酒之要药，前后脉理要细参：**初时皆热，久了便寒。凡症类然，而酒尤甚焉者。（龙镇川注）

治沉寒必须重加透彻药始得

治病总要去透澈，一不透澈便隔越。
于今四月日犹蚀，于今五月天不热。
尽皆阴寒为病疾，不见阳和便尵鵵。
或是抑郁成痿痹，或是肿硬暗结血。
必须苍术麻黄之温散，必须干姜独活之燥烈。
必须川乌草乌之峻发，必须肉桂吴萸之辛热。
必须马前乌蛇之利窍，必须山甲全蝎之洞穴。
内用葱酒和药煎，外炒黑豆将皮贴。
如再阴寒透不出，再加金丹为妙决。
我尝治此千千万，无不阳春化积雪。

第四卷

妇人之病多于男子

吾言上焦之病多是火，妇人更比男子多。
男子在外多自适，妇人在内受折磨。
自不安命多怨人，致生上焦诸病疴。
况有寡妇妾妇之不同，终年抑郁更是多。
邪鬼淫狐乘此入，不知不觉渡银河。
渡得银河生垒块[①]，胸膈不利有么魔。
窜入上焦皆是火，实因肾寒暗起波[②]。
亦有少妇少男恣淫亵，下焦阴寒真气缺。
虚火上冲生喉痈，顷刻之时把命折。
初得之时宜嚼桂，引火归元便洞澈。
亦有寒间上下壅，汤水不下药不容。
只用巴霜郁[③]砂[④]丸，咽入胸膈气便通。
若要此症永不犯，金匮肾气[⑤]乐融融。
肉[⑥]附[⑦]八味亦通神，直拔病根何处容？
寻究根源皆因肾之精，与心牵连上下通。
上下通时便无病，上下不通百病生。
其初皆因肾经寒[⑧]，虚火无根往上冲。
有用连桂暗交接[⑨]，杂入群药妙化工。
可知世上呃逆贯当胸，皆因此处无是公。
可知世上癥瘕经不调，皆因此处无根苗。
可知世上虚劳与遗精，皆因此处无真踪[⑩]。
今人但治上焦火，不通肾元总无功。
因悟尝治少妇气上壅，喉间塞绵难为情。
六脉沉迟不见大，惟有中指中节时一冲。
即用清扬清上火[⑪]，少加肉[⑫]附[⑬]往下通。
多少名医不能疗，惟用此剂始收功。
又尝治一少年脉类此，亦用此药上下通。
上下通时便无病，何用攻打胡乱行？
又有少妇少男哑喉咙，又多清火把命倾。

若能时时温下焦，量加发散便有功。
又尝治一中年肾不交，通宵不寐数十朝。
只用清空十数两，酒芍多加把肝调[14]。
肉[15]附[16]虽少亦将军，暗把真阳海底招。
虽未深明《大易》理，实合阴阳交姤那一爻。
可知诸病皆因气不通，治得上下有神功。
吾尝治病治上下，上下一贯妙无穷。
试观世上修炼用醍醐，闭任[17]开督[18]有功夫。
督脉一开上下转，好似人间大辘轳。
治病若能用此法，虽入死地病犹苏。

注

①银河生垒块：谚云鬼胎。（龙镇川注）
②肾寒暗起波：肾经寒，真火不居其位，邪火得以妄动。（龙镇川注）
③郁：郁金。（龙镇川注）
④砂：朱砂。（龙镇川注）
⑤金匮肾气：肾气丸。（龙镇川注）
⑥肉：肉桂。（龙镇川注）
⑦附：附子。（龙镇川注）
⑧肾经寒：真火不安其位，虚火得以妄动。（龙镇川注）
⑨连桂暗交接：肉桂、黄连能交心肾于顷刻。（龙镇川注）
⑩虚劳与遗精，皆因此处无真踪：这些病，皆因心肾不交。（龙镇川注）
⑪清扬清上火：清扬之药，上定头目。（龙镇川注）
⑫肉：肉桂。（龙镇川注）
⑬附：附子。（龙镇川注）
⑭把肝调：平肝以安土，中焦便无阻滞。（龙镇川注）
⑮肉：肉桂。（龙镇川注）
⑯附：附子。（龙镇川注）
⑰任：任脉。（龙镇川注）
⑱督：督脉。（龙镇川注）

治病男女皆同，只有胎前产后之分

治病男女一样同，气血二字要分清。
男子若害血分症，调剂血分与女同。
女子若害气分症，调剂气分与男同。
惟有胎前与产后，较之男子倍兢兢。
胎前虽有攻伐药，保胎时时在意中。
产后虽加大补药，恶露总要细细通。
所以桃仁与红花，付付用之恒有功[①]。
我尝作有产后诗，不妨闲时诵一通。
多少杂症从此出，以治男儿妙化工。

注

①所以桃仁与红花，付付用之恒有功：亦有不用桃仁、红花者，不过十中之一耳。（龙镇川注）

妇人之病皆由左尺凝滞

女人之病皆在肝，气血往来出此间。
其实皆从左尺起，男女交接是病源。
此中之脉[①]通心胞，一切之病因受寒。
受了阴寒便凝滞，相火即速往上窜[②]。
下焦愈寒愈结实，上焦愈窜愈不安。
头懵头晕从此起，心疼心颤从此兼。
初时心脉如扁豆，结久便成小皮钱。
见了此症即破心[③]，郁金菖蒲与酒连。
凌花[④]茜草一齐用，桃仁红花青皮宣。
肉桂川膝[⑤]少用些，归[⑥]地[⑦]芎[⑧]芍[⑨]恒带餐。
况是女子气不息，每多借此窜肺间。
喉疼胸满不能食，右寸脉实是病端。

诸如火症从上见，其实皆因左尺受阴寒。
我治此症千千万，清凉上焦暖命元。
前胡枳实带治气，总于左尺细钻研。
钻透左尺便无病，金丹暗暗作锋前。
男子虚痨多似此，亦因交接受阴寒⑩。
治法恒与女相类，此真人命之大关。
关头出入要谨慎，一不谨慎是祸端。
多少人命尽丧此，何不清净作神仙⑪？

注

①此中之脉：左肾之脉。（龙镇川注）
②受了阴寒便凝滞，相火即速往上窜：其根是寒，见症皆大。（龙镇川注）
③见了此症即破心：非破大不下。（龙镇川注）
④凌花：凌宵花。（龙镇川注）
⑤川膝：牛膝。（龙镇川注）
⑥归：当归。（龙镇川注）
⑦地：地黄。（龙镇川注）
⑧芎：川芎。（龙镇川注）
⑨芍：白芍。（龙镇川注）
⑩男子虚痨多似此，亦因交接受阴寒：男子破药差少。（龙镇川注）
⑪清净作神仙：清心寡欲便无此病矣。（龙镇川注）

痰滞胸膈便不生育

人生知他生嗄病，纵有神仙亦难定。
有一壮妇二十余，不生不育把命听。
意必癥瘕滞经络，闭著子宫作蹭蹬。
谁别寸关二部胶似钱，好如米饭糊个净。
下部脉和若常人，两个手脖尽肿硬。
知是痰气塞满胸，即将杏仁芥子苍①半②用。
葶苈射干清肺热，桔梗蒌霜前胡并。

六一牛黄[3]亦当家，川贝川朴先导送。
导出痰涎进金丹，和入汤药清余剩。
只服两付便能愈，后再调经把子种。

注

①苍：苍术。（龙镇川注）
②半：半夏。（龙镇川注）
③六一牛黄：二散并用。（龙镇川注）

经脉之病皆从肝经起，而调经之法不专在此也

人言调经只在肝，何必六经共周旋[1]。
岂知一经有病经经病，那有一经不牵连？
如果此病滞在表，便可伤寒一样看。
如果此病滞在里，便可杂症一样看。
必须上下常周流，必须表里尽贯穿。
方能运转大周天，始得此病皆安然。
不然舍了六经全不治，即此一经亦难痊。
不观世上用坐药，不知多少上贼船。
不观世上用打药，不知多少入阴间。
只知泥住一经治，岂知这经也从那经宣。
不能六经皆治着，焉能稳坐钓鱼船？
试再放眼一去观，那有一病无牵连？
今有咳嗽者，岂能泥住肺经看？
今有吐血者，岂能泥住心经看？
今有遗泄者，岂可泥住肾经看？
泥住一经去调理，六经必有所不安。
六经有不安，即此一经亦难痊。
凡是治病者，必须细细参，那有不可作对观？

任是百样病，皆要运转大周天。

今之悬壶者，往往分门别户往下传。

皆因脉理不精通，只知泥住治一边。

岂知寒热虚实皆有脉，温凉补泻各有单。

只要指下一着实，何往不可运转大周天？

看似偏住治一边，不过以此为主权。

那有一经治不到，那有一经不周旋？

吾今得为后学言，以见治病有真诠。

如但泥住治一边，何不海上问张骞②？

银河上下常周转，亦是教人运周天。

注

①人言调经只在肝，何必六经共周旋：或补气而温肝，或破气而行肝。（龙镇川注）

②张骞：张骞（前164-前114），字子文，汉代杰出的外交家、旅行家、探险家，丝绸之路的开拓者。建元二年（前139），张骞奉汉武帝之命，率队出使西域，打通了中原通往西域的南北道路，将中原文明传播至西域，从西域诸国引进汗血马、葡萄、黄瓜、苜蓿、石榴、胡麻等物种，促进了东西方文明交流。本处用张骞出使西域的典故，意在强调治病要着眼于上下周流，表里贯穿。

胎病交加，只要治病，不必安胎，病去胎自安耳

胎病交加甚恳难，即老名医亦难参。

如果有病速治病，按病下药无弊端。

大病生死在眼前，病若能去胎自安。

我尝治一少妇病，骨瘦如柴饭亦难。

已经数医不能疗，即加大破将病捐。

吃至两付能饮食，寒热往来渐渐蠲。

伊家贫甚难用药，即服加料紫金丹①。

朝食一分暮一分，服至月余病皆痊。

病到痊时药即止，未至两月即分娩。
生下一儿甚健旺，于今已有四五年。
又遇孕妇本是火，盲医只顾补肾元。
补至三付噫不止，茶水不进甚是难。
我用六一[②]牛黄散[③]，饮至一付便回旋。
旋至粪门腹甚疼，即往厕上跕[④]缸边。
衣带裤子甫解毕，好似急流并涌泉。
一窜窜有一丈余，臭水下尽便安然。
其夫为我言甚明，我言眠食如故胎自安。
有故无殒本《素问》，只要眼明手快急上前。
去了病时药即止，即此便是安胎元。
何必更读产前赋，何必更用益母丸？

巴豆，伤胎之要药，我尝用之以安胎，非能安胎也，只要病愈即止耳。事到无可奈何之时，有不得不然者。

注

①加料紫金丹：皆是破药，兼有巴豆。（龙镇川注）
②六一：六一散。（龙镇川注）
③牛黄散：二散并用，以牛黄散中有巴豆霜也。（龙镇川注）
④跕（diǎn）：提起脚跟，用脚尖着地。

治孕妇前后不同

孕妇有病治最难，一身精气注胎间。
胎间一注身便懒，淹淹缠缠似受寒。
皮毛淅淅生暗冷，筋骨憔悴时含酸。
虽然做活没有力，一见茶饭便不欢。
心之所爱食不足，心之所恶只贪眠。
一诊左尺血旺甚，似乎凝滞结腹间[①]。
羌[②]芥[③]辛[④]芷[⑤]宜多用，调理肝气是正端。
加上宿砂与蔻仁，内里温暖外皮宣。

此是三月正治法，如过百日便不然。
过了百日能运转，往往有火致不安。
稍有凝滞便烦躁，稍有错落痛不堪。
黄芩栀子并白芍，陈皮焦术养胎元。
真有大火亦用泻，泻了湿热病自安。
善能自保即保胎，一切姜芥宜少餐。
不宜过劳与过逸，凉血顺气为大关。
果能胎教如周王，便是女中自在仙。

注

①一诊左尺血旺甚，似乎凝滞结腹间：若要治此症，活血为最先。（龙镇川注）

②羌：羌活。（龙镇川注）

③芥：荆芥。（龙镇川注）

④辛：细辛。（龙镇川注）

⑤芷：白芷。（龙镇川注）

孕妇脉结下部为凭

妇人怀孕知最难，多少名医费周旋。
有言肝经和缓便有孕，有言尺部动数是真端。
有言妇人气粗为凭据，有言颧骨色嫩为正诠。
虽然所说各有理，全无定见在眼前。
我说胎是一围真气血，必将重坠往下传。
坠入尺部结疙瘩，便是胎孕真的端。
有言左边是闺女，有言右边是孩男。
我说男女皆是血成就，必于左尺细细研。
但是下焦火甚亦如此，还要诸说参一参。

孕妇禁忌有宜遵者，有不宜遵者

妇人受孕血必凝，血既凝兮气不行。
气不行兮风上涌，风上涌兮火纵横。
但看左尺生疙瘩，两颧骨上微带红。
即是产前风露头，不用凉破必不中。
乘此气血正旺时，须要放开大眼睛。
切莫效那噢咻小先生，守住禁忌吓主翁。
如果按脉去调理，那有病症不可通？
病若通时药即止，反与补益大有功。
有故无殒本《素问》，岂可一味去牢笼？
我愿诊脉治病者，先须目下决死生。
如果气血无可为，不妨妊娠歌一通。

治孕妇不必多忌讳[1]

我治孕妇年二三，不饮不食但欲眠。
我一诊脉脉不动，只有中气上头颠。
知是风寒紧束住，大用风药[2]加金丹[3]。
干姜附子亦透发，全不照顾养胎元。
一付两付病即愈，病一愈时胎自安。
又尝治些吐血症，只看得时真病根。
或用解表或攻里，抉住根子把病剜。
若是用药多忌讳，再吃多药亦不占。
何如乘此气血正旺时，当头一棒便回旋？
如此孕症与血症，是医皆知病淹缠。
若果起初如此治，何至病久不能安？

注

①治孕妇不必多忌讳：病初起，气血正旺，如此治，一药可愈；若迟久，亦不可用。（龙镇川注）

②风药：苍术、麻黄、羌活、独活之类。（龙镇川注）

③金丹：内有伤胎药。（龙镇川注）

产前风症甚多，治法以此为例

产前不安多是风，浑身酸懒浑身疼。
上下尽是湿寒水，那有一时得春容？
必须伏虎丹透发，必须琥珀散[①]冲融。
风药一齐涌上前，不得大汗总不中。
虽说此药似伤胎[②]，风药驾驭俱凌空[③]。
况有术[④]苓[⑤]香[⑥]砂[⑦]相保护，况有椒[⑧]茴[⑨]故纸交和衷。
纵有药不平，得此亦安宁。
大大罐子得一个，搬住风头使下行。
一切风气尽下来，那有外至风不松[⑩]？
人说此病不易治，依吾此方立时轻。

注

①琥珀散：方见后“邪祟门”。（龙镇川注）

②伤胎：伏虎丹中有蝎子、蜈蚣之类，琥珀散中有良姜、干葛之类。（龙镇川注）

③风药驾驭俱凌空：风药驾驭则毒从外解，力不内攻。吾治产前一切症，往往用此法。（龙镇川注）

④术：白术。（龙镇川注）

⑤苓：茯苓。（龙镇川注）

⑥香：香附。（龙镇川注）

⑦砂：砂仁。（龙镇川注）

⑧椒：川椒。（龙镇川注）

⑨茴：小茴。（龙镇川注）

⑩一切风气尽下来，那有外至风不松：此风内生者多，外至者少。（龙镇川注）

伏虎丹方

伏虎丹即紫金丹，去了巴霜带理肝，
一切凝滞不易治，浮云一扫见青天。

治产前风一则，并寒痰堕胎一则

产前风症气顶心，艾叶一团值千金[①]。
再将黄芩炒焦黑，引入血分妙入神。
更有产前欲堕胎不禁，皆因寒痰胞内侵。
必欲生芪加官桂，蒲黄灵脂[②]即回春。

注

①艾叶一团值千金：三两，用醋炒。（龙镇川注）
②灵脂：此味炒用。（龙镇川注）

产前风治法

产前风症多是热，不是结气便结血。
气一结住不流通，血一结住便横决。
大搐大颤无奈何，翻三倒四痛欲绝。
我用汤药她难食，只用丸散一付截。
即用金石一两余[①]，和入红糖使立啜。
再饮葱汤一大碗，汗出如雨甚熨帖。
我尝用此治怪症，不料治此甚合节。
有用二芍（赤芍、白芍）与生地，醋军柴胡使凉血。
有用火罐搬玉门，立拔内风使外撤。
虽皆治风甚有理，不及此方为妙诀。
我故录之以示人，好如红炉一点雪。

注

①金石一两余：自然铜、避阳砂、青礞石之类，三味能凉血下气，且是金能克木之意。（龙镇川注）

催生用发散是创格

临时治病恰相合，无不应手立时瘥。
有一产妇将产时，大搐大颤无奈何。
只因前年如此致横生，请我立时去下药。
我一诊脉是风寒，二关如钱滞经络。
即用荆[1]防[2]苍[3]麻[4]去解表，益母独活芎[5]归[6]多。
吃下病止即生儿，并无一味异样药。
他教我打我不打，诊脉解表是正着。

注

①荆：荆芥。（龙镇川注）
②防：防风。（龙镇川注）
③苍：苍术。（龙镇川注）
④麻：麻黄。（龙镇川注）
⑤芎：川芎。（龙镇川注）
⑥归：当归。（龙镇川注）

隆冬产生大宜发散

妇人产生甚是难，隆冬皆因受风寒。
受了风寒气上壅，气上壅兮血不宣。
不是大搐便大颤，母子二人俱不安。
筋亦往上就，脉亦往上牵。
风寒拘束甚窄狭，那有余力颠倒颠？
不是横生便倒产，一失机宜难又难。

吾尝隆冬治一人，一经发散便安然。
又迟数日治一人，一用发散便生还。
可知治病须要顺时令，隆冬发散最为先①。
岂可泥住佛手散，而忘发散之大端？

注

①可知治病须要顺时令，隆冬发散最为先：治病顺时令，百病皆然。隆冬宜发散，盛夏宜清散，盖可知之矣。（龙镇川注）

产后见饭烦恼，宜用热补①

产后满月数十天，别无他病之可言。
一见饭食别烦恼，时时唠噫不能捐。
我一诊脉是湿寒，已竟作热应指边。
但是假热不必治，只用热补暖命元。
苍术宿砂去利气，二陈故纸一齐添。
且加白术去健脾，肉②附③姜④萸⑤紧接连。
因她产后尚未远，且是气色未澄鲜。
一切凉药概不用，全凭热补为主权。

注

①产后见饭烦恼，宜用热补：虚弱人恼食，皆宜如此治。（龙镇川注）
②肉：肉桂。（龙镇川注）
③附：附子。（龙镇川注）
④姜：黑姜。（龙镇川注）
⑤萸：吴萸。（龙镇川注）

产妇气色宜惨淡

产妇气色宜惨淡，方是产妇本来面。

有一产妇十余日，气色如故色光粲[1]。
颧骨不红唇不紫，已吃数药效不见。
我一诊脉无大滞，只是寒热不能饭。
我问恶露有也无？她言数日已曾断。
即用生化[2]重桃仁，明日仍然病不散。
更加桃仁一两余，始克安眠达晚旦。
可知产后恶露最当家，纵是强壮色必变。
我治此病只因色不合，大加桃仁真有见。

注

①有一产妇十余日，气色如故色光粲：即此而观，便是实证可见。（龙镇川注）

②生化：生化汤，方见后。（龙镇川注）

产后风治法

产后风症皆是寒，气血亏损恶露顽

虚热上冲连心肺，大搐大颤若倒悬。
治宜生化汤一付，重用桃[1]红[2]入桂[3]研。
术[4]苓[5]羌[6]芥[7]看所加，总要温补为正端。
阴风入骨寒入窍，二症[8]相判若天渊。

产前风症亦由寒起，今已变成热矣。只以热论，以气血充盈故也。产后风症亦由寒起，虽然发热皆是虚热。仍以寒论，以气血亏损故也。

产后风症宜用厉剂以胜之

产后风症甚是难，不得厉剂必不占。
芥穗三两不为多，桃仁两半细细哈。
生化汤协参苓散[9]，凌花艾叶皆能管。
如有邪症素相附[10]，琥珀三钱[11]透入骨。
此症出来热冲心，肉桂虽少亦为君[12]。
能引虚热往下行，童便煎药定在中[13]。
风气皆从毛窍出，手心一润便止住[14]。

只要恶露能下来，便无产后一切灾。

治产后搐风一则

产后口歪并眼斜，生芪四两驱阴霾。

芎[15]归[16]桃[17]红[18]皆重用，芥穗炒黑使能谐。

此皆阴风入窍里，治血一旺乐无涯。

产后风症宜出汗[19]

产后风症甚是难，不用风药去出汗，她必不安然。

多用风药去出汗，她亦不安然。

产后养血为正端，一有过汗必不安。

此本古人之所戒，后人宜守无变迁。

但是出汗正好甚是难，往往以此致祸端。

我谓治此症，必得有真传。

不问出汗之多寡，只以手心津润为主权。

手心不润宜出汗，手心一润便止焉。

热汤热水宜少饮，铺盖衣被宜用单。

此是出汗真妙诀，后人宜守无变迁。

但观产后出汗理，已悟一切出汗端。

不论伤寒与伤风，只以手心津润为主权。

手心不润宜出汗，手心一润便止焉。

不必白芍为话柄，只以手心津润为大关。

虽说伤风寒较浅，较之产后之人强万千。

彼以手心为凭据，此以手心为证见。

手心原与心相应，心里一透即止焉。

内里一透即止住，总无出汗之过端。

吾立此说以解后学之迷惑，敢与仲景有二三。

此亦治风之妙诀，庶乎治寒有取焉。

桂枝汤亦是表汗之药，不过较麻黄汤为少轻耳。只因方内有白芍一味，遂致蒙医心中恍惚，毫无主见。因立此方以解后学之迷。庶乎表汗有真传，而仲景立方之苦心，亦洞若日月矣。何必反复辨难，动至千有余言哉？自记。

注

①桃：桃仁。（龙镇川注）

②红：红花。（龙镇川注）

③桂：桂枝。（龙镇川注）

④术：白术。（龙镇川注）

⑤苓：茯苓。（龙镇川注）

⑥羌：羌活。（龙镇川注）

⑦芥：芥穗炒。（龙镇川注）

⑧二症：指胎前胎后。（龙镇川注）

⑨生化汤协参苓散：半夏不可少。（龙镇川注）

⑩邪症素相附：痰症类邪。（龙镇川注）

⑪琥珀三钱：琥珀散。（龙镇川注）

⑫此症出来热冲心，肉桂虽少亦为君：天冬、麦冬皆可加。（龙镇川注）

⑬童便煎药定在中：小儿尿得一两碗。（龙镇川注）

⑭手心一润便止住：绵衣掣去，不使多汗，汗多为灾。（龙镇川注）

⑮芎：川芎。（龙镇川注）

⑯归：当归。（龙镇川注）

⑰桃：桃仁。（龙镇川注）

⑱红：红花。（龙镇川注）

⑲产后风症宜出汗：与寻常伤寒、伤风无二理，不必以方中用白芍为疑。（龙镇川注）

《产后指南》歌括十八首

《产后指南》，沈邱赵衣旗先生所作也。予因为歌括十八首，以便童蒙云尔。以治产后可，以治杂症无有不可。神而明之，存乎其人。

产后之症有三端，一风二虚三日寒。

虽曰病症有三端，要以“虚”字为主权。

论治产后有三端，补气、养血、温中尽其传。

虽曰治法有三端，仍以“虚”字为主权。

但是虚字有不同，不得“虚”字一样看。

虚中不足要补益，虚中有余宜破兼。

看似纷纷有三端，总以二治为大关。

赵氏分开两条路，实是产后之金丹。

我恐蒙医多不识，故为歌括以终篇。

产后之症，何以无有不虚者因下血多，故虚。惟虚，故风易入，寒易侵。所以病症以三端包之，治法亦以三端包之。而虚中不足，虚中有余，尤为产后之大要紧处。以下十八首，皆本此数句之意以推广之耳。

侄孙溶川谨志

虚中不足，虚中有余证见

论治产后便不同，只有大补是正宗[1]。

虽然大补要分明，确有二法不可更。

虚中不足要大补[2]，虚中有余略带攻[3]。

再问恶露下不下[4]，胸有定见药有凭。

三急三冲证见[5]

欲知三急三冲症，入眼看时要分明。

一急呕吐[6]二急泻[7]，三急多汗[8]皮毛松。

大约三急面色白，温敛温涩加补中[9]。

一冲冲肺[10]二冲心[11]，三冲冲胃[12]气盈胸。

大约三冲面色红[13]，温和[14]温破[15]加补中[16]。

产后小腹疼，六脉强硬，沉取则无，此虚中寒也，宜补气养血温中

产后脉硬小腹疼[17]，沉取则无寒在中[18]。

补气参[19]芪[20]血归[21]地[22]，故纸肉桂陈皮通。

香附益母红花草，温中下气乐融融。

产后溏泄宜补气涩肠

产后溏泄宜补涩，参[23]芪[24]术[25]苓[26]山药谐。

肉蔻[27]芡实皆大补，归[28]地[29]甘草立时回。

产后去血过多，内外大热，外症色白，宜补血生水以制火

产后大热去血多，归[30]地[31]为君炙芪合。

五味麦冬[32]陈皮草[33]，酒合童便一气哈。

产后口吐清水，腹内疼痛，宜补气温中兼调气

产后吐水腹内疼，术[34]苓[35]炙芪肉桂增。

吴萸[36]故纸[37]合香附[38]，陈皮[39]熟地姜炒蒸。

脱花煎治胞衣来迟

胞衣来迟脱花煎，芎归[40]肉桂[41]牛膝[42]添。

车前引下芒硝力，虚加人参热童便。

生化汤能去旧生新，诚产后要药

去旧生新生化汤，芎归[43]桃仁破血并黑姜[44]。

产后无病亦须服，甘草童便真妙方。

加味芎归汤善能催生，兼治产后诸症

芎[45]归[46]肉桂善催生，加上龟板更觉精。

如治产后血晕症，减去龟板芥穗[47]烹。

产后宜忌

产后切忌汗吐下，补血补气是正法。

夹寒方益姜[48]与桂[49]，虚热黄芪[50]归地[51]加。

加味四物汤

归[52]地[53]川芎并赤芍[54]，益母红花菖蒲[55]多。

瘀血上攻颠狂甚，姜汁[56]童便[57]可对哈[58]。

加味四君子汤治产后伤食，外症胀闷

参[59]术[60]苓[61]草[62]治虚胀，神曲山楂有大功。

产后伤食宜用此，切忌硝[63]黄[64]用力通。

气虚者益其气

产后血虚面唇白，内外不热头眼黑。

此是血脱须益气，黄芪[65]为君归[66]地[67]接。

产后诸症，只以治产后为主

产后疟痢并疮疡，只用产后大补方[68]。

不必额外生枝节，恐伤根本变非常[69]。

产后痘疹治不同，总宜温补气融融

若用平时攻伐药，气血不足难立功。

产后口疮与血崩，眼昏鼻衄并耳聋

皆是血虚有假热，补气养血尿[70]一钟。

产后脉与寻常不同

产后实大脉弦急，寸口涩疾更难医。

不若沉取脉虚无，外强外数反是吉。

浮中沉取脉有力，张先卅载始一及

必然如此用凉药，实属产后人家希[71]。

以上十八首，依《产后指南》而作也。

注

①大补是正宗：党参、白术补气，当归、地黄补血。（龙镇川注）

②虚中不足要大补：补气补血。（龙镇川注）

③虚中有余略带攻：桃仁、红花少不了。（龙镇川注）

④再问恶露下不下：恶露下，可以纯补；恶露不下，便要带破。（龙镇川注）

⑤三急三冲证见：三急是虚中不足，三冲是虚中有余。（龙镇川注）

⑥一急呕吐：款冬、紫菀、百合、五味少不了。（龙镇川注）

⑦二急泻：肉豆蔻、山药、宿砂少不了。（龙镇川注）

⑧三急多汗：五味、麦冬、枣仁少不了。（龙镇川注）

⑨补中：加入补气补血之中。（龙镇川注）

⑩一冲冲肺：咳嗽气喘加葶苈、蒌霜。（龙镇川注）

⑪二冲心：不省人事加郁金、菖蒲。（龙镇川注）

⑫三冲冲胃：干呕或吐，宿砂、小茴。（龙镇川注）

⑬面色红：颧骨紫，嘴唇红皆是。（龙镇川注）

⑭温和：益母、香附少不了。（龙镇川注）

⑮温破：桃仁、红花、赤芍少不了。（龙镇川注）

⑯补中：加入补气补血中。（龙镇川注）

⑰小腹疼：寒也。（龙镇川注）

⑱无寒在中：虚也。（龙镇川注）

⑲参：党参。（龙镇川注）

⑳芪：黄芪。（龙镇川注）

㉑归：当归。（龙镇川注）

㉒地：熟地黄。（龙镇川注）

㉓参：党参。（龙镇川注）

㉔芪：黄芪。（龙镇川注）

㉕术：白术。（龙镇川注）

㉖苓：茯苓。（龙镇川注）

㉗肉蔻：肉豆蔻。（龙镇川注）

㉘归：当归土炒。（龙镇川注）

㉙地：地黄姜炒。（龙镇川注）
㉚归：当归。（龙镇川注）
㉛地：地黄。（龙镇川注）
㉜五味麦冬：能生水。（龙镇川注）
㉝草：甘草。（龙镇川注）
㉞术：白术。（龙镇川注）
㉟苓：茯苓。（龙镇川注）
㊱吴萸：入肝。（龙镇川注）
㊲故纸：入命门。（龙镇川注）
㊳香附：和肝。（龙镇川注）
㊴陈皮：和脾顺气。（龙镇川注）
㊵芎归：活血。（龙镇川注）
㊶肉桂：破血。（龙镇川注）
㊷牛膝：下坠。（龙镇川注）
㊸芎归：川芎、当归活血。（龙镇川注）
㊹黑姜：入经散寒。（龙镇川注）
㊺芎：川芎。（龙镇川注）
㊻归：当归。（龙镇川注）
㊼芥穗：酒炒黑。（龙镇川注）
㊽姜：黑姜。（龙镇川注）
㊾桂：肉桂。误用，必致烦躁发喘。（龙镇川注）
㊿虚热黄芪：退热。（龙镇川注）
51归地：当归、熟地黄生水制火。（龙镇川注）
52归：当归。（龙镇川注）
53地：地黄。（龙镇川注）
54赤芍：破血。（龙镇川注）
55菖蒲：开窍。（龙镇川注）
56姜汁：化痰。（龙镇川注）
57童便：引火下行。（龙镇川注）
58对哈：七日内不用白芍，十一日内不用赤芍。（龙镇川注）
59参：党参。（龙镇川注）
60术：白术。（龙镇川注）
61苓：茯苓。（龙镇川注）
62草：甘草。（龙镇川注）

⑥③硝：芒硝。（龙镇川注）

⑥④黄：大黄。（龙镇川注）

⑥⑤黄芪：炙用益气升血。（龙镇川注）

⑥⑥归：当归。（龙镇川注）

⑥⑦地：地黄。（龙镇川注）

⑥⑧产后疟痢并疮疡，只用产后大补方：疟、痢、疮疡，药间加一二味亦不妨。（龙镇川注）

⑥⑨恐伤根本变非常：一伤气血，便有非常之变。（龙镇川注）

⑦⓪尿：童便。（龙镇川注）

⑦①皆是血虚有假热，补气养血尿：产后用凉药，百无一效。产后用温药，十效八九。（龙镇川注）

月间疾宜从月内治，满了月便宜用丸药，莫用汤。俟她壮实，一药而愈

凡是治病有真诠，不得真诠治枉然。

有一妇人月间疾已久，又逢月子疾大翻。

我用生化[①]重桃仁，连吃两付病大安。

过了几日又发作，连吃两付又大安。

但是恶露未尽净，她已止住我药单。

过了几日满了月，肚里疼痛又不安。

四外请医用打药，连吃数付败脾元[②]。

骨瘦如柴不能动，又请我去把病看。

我言此等病儿宜从月内治，连吃数付把病剜。

恶露未尽月已满，好和贼在内里把门关。

再用药饵病不出，实较月内分外难。

我言此宜温补去调气，止住疼痛病自安[③]。

汤药多了妨饮食，不如山[④]麝[⑤]丸成丸。

加上肉桂并斑蝥，日食三分便安然。

俟她日后身壮实，不用多药病自痊[⑥]。

凡是久病如此治[⑦]，只宜丸药细细餐。

俟她壮实再用药，一付两付把病剜。

我故留此以为后学法，久病切莫如此败脾元[8]。

注

①生化：生化汤。（龙镇川注）

②连吃数付败脾元：脾元一败，纵是好药亦不见效。（龙镇川注）

③我言此宜温补去调气，止住疼痛病自安：凡是四损症，止宜温补调气。（龙镇川注）

④山：山甲。（龙镇川注）

⑤麝：元寸。（龙镇川注）

⑥不用多药病自痊：到经动时用药更好。（龙镇川注）

⑦凡是久病如此治：不论嗄病。（龙镇川注）

⑧久病切莫如此败脾元：汤药多用，大败脾元，况用药又不当乎！（龙镇川注）

治湿寒作热杂疾

妇人月间疾甚难，时候久了百病缠。

口中重舌生疙瘩，红红紫紫左右含。

肚里有块时作泻，身上不住热与寒。

才说治上火，下边不能安。

才说治下寒，上边不能安。

不如上下分开治，使她内外两不黏。

外用小米水漱口，青布蘸蜜拭口黏。

口里白皮尽去净，使她口含冰荷丸[1]。

再用蒸酒去点着，前心洗了后心湔。

前心后心皆洗透[2]，再用火罐前后搬。

前心多骨搬里少，后心脊骨两边连。

见了紫点用针挑微透，罐罐搬了罐罐搬。

凤凰台上贴皮穿[3]，搬出血来气周旋。

夜里口含冰荷丸，昼里酒洗罐子搬。

如此连治三五日，内用马前服壮丸④。
虎骨鹰爪⑤并乌蛇⑥，珍珠⑦琥珀⑧建磁⑨连。
甘草⑩钩藤⑪共苏木⑫，红花⑬当归醋糊圆。
除风活血带破块，牙关紧紧四十九丸。
内外分治甚是好，胜似独用汤药煎。
又治一人内本寒，喉咙溃烂白皮漫⑭。
亦用小米蜜去拭，亦用雷火罐子搬。
如此治了三五日，即用卫生汤透宣。
卫生汤中用山甲，僵蚕⑮蝉蜕⑯石决⑰连。
乳⑱没⑲二活⑳并沉香㉑，花粉二花假热蠲㉒。
加上葱酒使出汗，再进三义马前丸㉓。
昼服噙化㉔夜马前㉕，不满十日病亦痊。

注

①冰荷丸：冰糖、白糖、核桃仁、薄荷叶，醋糊为丸。（龙镇川注）
②洗透：内里热则透知。（龙镇川注）
③贴皮穿：摄起皮，十字穿。（龙镇川注）
④马前服壮丸：马前为君，能去风化痰。（龙镇川注）
⑤虎骨鹰爪：各煅，三钱。（龙镇川注）
⑥乌蛇：白花更好。炒，一钱。（龙镇川注）
⑦珍珠：二个，能化毒。（龙镇川注）
⑧琥珀：一钱，破血还气。（龙镇川注）
⑨建磁：二钱，能破血。（龙镇川注）
⑩甘草：一两。（龙镇川注）
⑪钩藤：一两。（龙镇川注）
⑫苏木：二钱。（龙镇川注）
⑬红花：二钱。（龙镇川注）

⑭喉咙溃烂白皮漫：湿寒作热方有此派，当以湿寒治，不以热论。上症亦无此论。（龙镇川注）

⑮僵蚕：除风化痰。（龙镇川注）
⑯蝉蜕：除风热。（龙镇川注）
⑰石决：清阴热。（龙镇川注）
⑱乳：乳香。（龙镇川注）

⑲没：没药。（龙镇川注）

⑳二活：羌活、独活。（龙镇川注）

㉑沉香：沉香一錢，余药皆二钱。（龙镇川注）

㉒花粉二花假热蠲：此症是真寒，亦带假热。（龙镇川注）

㉓三义马前丸：马前一两另研，钩藤五钱，甘草五钱，醋糊为丸如绿豆大。水送，酒送皆可。（龙镇川注）

㉔噙化：噙化丸。（龙镇川注）

㉕马前：马前服壮丸。（龙镇川注）

噙化丸

治咽喉干疼。

桂枝一两　良姜五钱　细辛四钱　陈皮一两　核桃核二两　土贝五钱　冰糖一两　白糖一两　薄荷一两　珍珠一个　琥珀一分　礞石一两，丸药以此为衣

醋糊为丸。

马前服壮丸方

马前二两　虎骨三钱　白花蛇一钱　鹰爪三钱　勾丁一两　甘草一两

糖稀为丸。

妇人带症难治

妇人带症治甚难，多少名医不能痊。

此症往往有隐情，只宜平心细细参。

多少缘故不必表，总是衣带裤子不能干，

皆因心猿意马缚不住，情缘一阵使心酸。

大类男子滑精症，时候久了是祸端。

即宜升[1]柴[2]往上提，一切恶秽细细宣。

再用补涩无漏泄，一切湿热渐渐蠲。

清利阴热少不了，大培命土是根源。
赤便调血白调气，按脉切理自安然。
如谓此症连根拔，除非平地出神仙。
只宜清心细将养，庶乎二竖离身边。

注

①升：升麻。（龙镇川注）
②柴：柴胡。（龙镇川注）

少妇、寡妇经滞宜细治

少妇寡妇弱可怜，经脉一滞百病缠。
皆因胃弱饭食少，不能鼓动使斡旋。
药力亦借饭力补，药气亦待真气传。
如此之人虚弱甚，饭力何自得？真气何自宣？
破血破气宜带用，清补温散是真诠。
小儿小女痞疾亦如此，总要彼此细细参。

崩漏脱血宜大用党参黄芪以治之

凡是崩漏大脱血，无如参芪为妙诀。
参芪多用补而通[①]，加上肉[②]附[③]回阳绝[④]。
止住崩漏去肉桂，恐怕热胜能动血。
有说椿根地榆好，不过小小作陪客。
诸如大吐与大衄，亦可视此为圭臬。
但是吐衄多纯阳，不可崩漏一样说[⑤]。
初时有用三黄汤[⑥]，继后虽补亦清热。
若果卒然暴脱血，舍了参芪无妙诀。

按：血崩不止，妇人之大症也。若一时昏晕，气不接而死者有矣。此病多起于贪欲过度。如治之不得法，日用止涩之味，凉药清热，未有不轻变重，重至死者。余治此症，尝用口芪⑦一两三钱，潞党一两，白术五钱，全当归五钱，霜桑叶七片，田三七二钱五分，为末冲服，一剂即止。盖血崩之后，惟气仅存，不补气而补血，非正法也。只固其元气，气固而血自止矣。

孙镇川谨志

注

①参芪多用补而通：非多用不可，少者塞滞。白术亦然。（龙镇川注）

②肉：肉桂。（龙镇川注）

③附：附子。（龙镇川注）

④回阳绝：回阳生阴。（龙镇川注）

⑤崩漏一样说：崩漏亦从火起，既已脱血，不得复论火矣。（龙镇川注）

⑥三黄汤：十中一二。（龙镇川注）

⑦口芪：明清时期，主产地在长城以外的黄芪，多由张家口入关，故称。

诊小儿脉与大人同

吾之脉理遵节庵，斩钉截铁数语含。
不肯额外生枝节，有力无力尽其传。
我诊小儿亦如此，有力无力在两关①。
有力便作实火治，无力便作虚寒看②。
虚寒黯淡声寂寂，实火啼叫面色鲜。
但是小儿虚寒甚是少，多半滞热在左关③。
手心手背亦当家，内伤外感便分端。
内伤每每手心热，外感手背热不堪。
如果真是风火症，鼻子恒觉动而干。
纵然不动申必黑，睡时胆颤醒时欢。
角弓天吊时一见，再将筋纹细细观。
筋纹如墨定不治，时候久了过三关④。
人说青惊紫热红伤寒，我说脉症面色皆可观。
如果两说尽兼了，便是平地小神仙。

注

①两关：小儿只有两关脉，无尺寸二部。（龙镇川注）

②有力便作实火治，无力便作虚寒看：左关属血，右关属气。（龙镇川注）

③多半滞热在左关：亦有在右关者，但甚少耳。（龙镇川注）

④三关：风、气、命三关。过此者难治。（龙镇川注）

治婴童诊脉下药歌

人言治病婴童难，无言无语妙难传。

吾言治病婴童易，无大虚痨无大寒。

不是痰实便风火[①]，只要牛黄与金丹[②]。

热在气分牛黄散，热在血分紫金丹。

伸手蹴住婴儿手，不在左关在右关[③]。

况有手心手背之可凭[④]，不妨与脉参一参。

那边实大那边急，牛黄金丹便分端。

热重三黄[⑤]轻勾丁[⑥]，引下二药稳如山。

若只寻常虚寒症，参[⑦]术[⑧]苓[⑨]草[⑩]可带餐。

牛黄金丹多风药，风药就能治风寒[⑪]。

不似大人病难治，十二经中细细观。

注

①不是痰实便风火：小儿病实火，十尝八九，虚寒仅一二，大虚大寒亦少。（龙镇川注）

②只要牛黄与金丹：牛黄散、紫金丹，皆吾之家藏，与寻常不同。（龙镇川注）

③不在左关在右关：小儿脉三部，只一部病。在左关恒多，在右关恒少。（龙镇川注）

④手心手背之可凭：左手心热，病在血分。右手心热，病在气分。要之，手心热病在里，手背热病在表。（龙镇川注）

⑤三黄：大黄、黄连、栀子引二药而下。（龙镇川注）

⑥勾丁：勾丁、薄荷、二花引一药而下。若有风寒，即用全蝎四五个作引

亦可。（龙镇川注）

⑦参：党参。（龙镇川注）

⑧术：白术。（龙镇川注）

⑨苓：茯苓。（龙镇川注）

⑩草：炙草。（龙镇川注）

⑪风药就能治风寒：小小寒证最易痊。（龙镇川注）

牛黄散方

热在气分牛黄[①]散，青黛朱硃礞石选。
半夏南星白附子，灵脂僵蚕蝎子面。
大黄寒石共为末，惟有巴豆须精炼[②]。

注

①牛黄：一钱。（龙镇川注）

②大黄寒石共为末，惟有巴豆须精炼：以上各一两，共为末。惟巴豆为最难制，非千锤百炼如细面，然断乎不可用。（龙镇川注）

紫金丹方

热在血分紫金丹[①]，蜈蚣[②]蝎子[③]郁金全。
三棱[④]莪术[⑤]穿山甲[⑥]，巴豆为霜[⑦]明雄研。

注

①紫金丹：赤金一百张。（龙镇川注）

②蜈蚣：十条。（龙镇川注）

③蝎子：以下各一两。（龙镇川注）

④三棱：醋炒。（龙镇川注）

⑤莪术：醋炒。（龙镇川注）

⑥穿山甲：土炒。（龙镇川注）

⑦巴豆为霜：“霜”字须要着眼，非真细白如霜，断乎不可用。（龙镇川注）

用金丹以埋伏为妙着①

金丹之药管最宽，斩将搴②旗它为先。
有时不得直用它，必须埋伏阵里边。
有人与他性不协③，一若见面便心翻。
我于此中想个埋伏法，使他不得妄生端。
黄蜡之性甚是滑，把他藏在内里丸成丸。
不吃药时先用他，转眼之时到下边。
凡是翻症在胃口，一到下边便安然。
即用煎药如吃茶，再不一齐涌向前。
武侯用兵多埋伏，吾于此中得一斑。
锦囊必须临时发，免使竖子生祸端。

注

①用金丹以埋伏为妙着：牛黄散以此为例。（龙镇川注）

②搴（qiān）：拔取。

③有人与他性不协：有吃三钱无碍者，有吃一分不能受。非病症不对，乃天性不相协耳。百中或有一二。（龙镇川注）

小儿风症最多

小儿之病风最多，未从看病将鼻摸

若是鼻子动而干①，以此为风定不错。
但用牛黄散一撮②，勾丁二花与薄荷。
再看两关脉孰急，酒军醋军分清楚。
调血调气治不同，不得一齐胡乱搓。
筋纹如墨定不治，角弓天吊有荐瘥③。
治出鼻子往下流④，吾为此人诵弥陀。
更有慢脾风露头，虽名为风甚是弱。
此症原出大泻后，三生引子⑤助补药⑥。
肉⑦附⑧吴萸仍多加，返还元阳是正着。

注

①鼻子动而干：似有扇动之意。（龙镇川注）
②牛黄散一撮：牛黄散宜细吃，吃得紧了便不受用。（龙镇川注）
③角弓天吊有荐瘥：重病也。（龙镇川注）
④治出鼻子往下流：鼻如烟煤不治。（龙镇川注）
⑤三生引子：方见首卷。（龙镇川注）
⑥助补药：党参、黄芪、当归、熟地。（龙镇川注）
⑦肉：肉桂。（龙镇川注）
⑧附：附子。（龙镇川注）

小儿风症有不可治者

尝见儿风已数天，二目天吊往上翻。
身子硬直难曲折，鼻无涕流燥而干。
纵然能饮亦能食，石光电火在眼前。

小儿风火症以牛黄散为主药

小儿风症用牛黄[①]，此是千古不易方。
纵或肝经火旺甚[②]，多加醋军妙非常。
若是胃中有大火，酒炒大黄甚是良。
以治大人风痰火，无不以此为神方。
不论在表与在里，风药驾驭立安康。
治风治痰兼治火，并无他药可酌量。
惟有慢脾风露头，大热大补方为良。
吾尝著有小儿科，其中辨别甚端详。

注

①牛黄：牛黄散。（龙镇川注）
②纵或肝经火旺甚：不用金丹，以金丹不能化痰也。（龙镇川注）

小儿月内风皆不治

小儿撮口与脐风，原皆先天毒内攻。
若是此风从后起，何至手青嘴亦青？
不惟四[①]六[②]风不治，即在月内皆成凶。

如果出了一月再见症，气血二字要分清。

酒军醋军叠代用，金丹牛黄皆有功[③]。

除了筋纹如抹墨，皆可起死与回生。

注

①四：四日。（龙镇川注）

②六：六日。（龙镇川注）

③酒军醋军叠代用，金丹牛黄皆有功：风证用牛黄散者，十尝八九，以其多化痰药也。纵在血分加上醋军，无有不可。（龙镇川注）

治撮口风方[①]

一钱朱砂一分雪[②]，七个僵蚕三个蝎[③]。

不论急风与慢风，引用他母身上血[④]。

注

①治撮口风方：此方甚佳，吾初未见此方。（龙镇川注）

②一分雪：轻粉一分。（龙镇川注）

③蝎：蝎子。（龙镇川注）

④他母身上血：月水也。（龙镇川注）

治小儿羊羔风并大人痰厥

羊羔风症治甚难，只因孩儿受风寒。

凉茶凉水不时哈，尿臊被子未曾干。

初得此症容易治，生姜炒糖便能痊[①]。

时候久了用马前，琥珀[②]牛黄石决[③]连。

丁香[④]礞石共为末，丸成丸子向晚餐。

不时饮口皂矾[⑤]水，使他常常吐腻黏。

一月之后再行痰，方可运转大周天[⑥]。

较之寻常治法为得当，骤吐骤泻皆不安。

注

①生姜炒糖便能痊：生姜炒米糖时时食之，不久自愈。（龙镇川注）

②琥珀：白者宜真。（龙镇川注）

③石决：石决明。（龙镇川注）
④丁香：白丁香，即雄雀粪。（龙镇川注）
⑤皂矾：皂角、白矾。（龙镇川注）
⑥运转大周天：行痰风黄散最佳。（龙镇川注）

小儿一切风火症皆以平肝为先

风木摇动总由天，纵是婴童一样看。
每到夏秋时，惊风痰火一齐翻。
不是胀满妨饮食，便是风火不能眠。
不是湿热流黄水，便是惊骇涌痰涎。
俱由肝木暗为贼，克制脾土不得安。
我尝治此症，只用牛黄与金丹。
全在气血先分明，看该那药急上前。
牛黄金丹多风药，以之平肝甚不难。
或用生军与熟军[①]，或用酒芩与酒连。
或用连翘与栀子，或用石膏与石莲[②]
如若小儿甚是小，加入滑石细细研。
和些红糖白糖便能哈，再用梨水瓜水[③]以压干。
风火一下便能愈，脾土从此得安然。
可知一切治病理，失了平木便不占。
故将小儿再讲讲，以见治病有真传。

注

①熟军：用酒用醋，各有所宜。（龙镇川注）
②石莲：石莲子。（龙镇川注）
③瓜水：西瓜。（龙镇川注）

童子肝肾受寒

童子诊脉脉受寒，忽而腰硬两腿瘫。
重用乌[①]附[②]带金丹，补气和血暖命元。
外加炒豆痛出汗[③]，其人惊喜遇神仙。

注

①乌：乌头。（龙镇川注）
②附：附子。（龙镇川注）
③外加炒豆痛出汗：置于腰腿之间。（龙镇川注）

小儿肝经受寒，多泻绿水

小儿绿粪肝受寒，不加温暖[①]多风颠[②]。
口舌生疮常流水，皆因湿热上下传[③]。
治宜除风兼利湿，不可清利败脾元。

注

①温暖：宜用姜枣山楂汤。（龙镇川注）
②风颠：慢惊风皆起于此。（龙镇川注）
③湿热上下传：有用吴萸炒黄连者。（龙镇川注）

小儿剥肠泻大宜通利

小儿剥肠泻不安，不大通利不过关。
我用滑石和金丹，连三赶四五六餐。
到晚始能见稠粪，又哕黏腻三两番。
浑身干烧始少退，毛窍亦觉透真寒[①]。
此症宜利不宜汗，大人亦必依此得安然。

注

①毛窍亦觉透真寒：内有金丹故也。（龙镇川注）

小儿湿寒作热，以尿罐上霜为上药

小儿亦有湿寒水，隆冬时节热忽起。
不是昼里神不安，便是夜里啼不止。
但看舌上多白点，有边有堰皆是紫。
浑身不见真火症，细按脉理总不起。
一切大凉用不得，一切大热不能使。
只宜细辛与天麻，只宜白附与白芷。
只宜荆芥与防风，只宜僵蚕与牛子。
只宜半夏与云苓，只宜槟榔与泽泻。
加上尿罐霜去煎，又能发散又清里。
一切湿热尽下来，胜似龙肝与凤髓。
不用此药便不灵，过了咽喉便是死[①]。
以治小儿甚得法，真是奇门丁得使。

以尿罐上霜一撮，瓦上焙干为末，加冰片少许，以治小儿口舌诸症，无不神效。

注

①过了咽喉便是死：白点过咽喉者不治。（龙镇川注）

小儿寒热唠泻与大人同治

小儿乳食未尝动烟火，胡为寒热唠泻一样多？
不知五运六气遍宇宙，小儿一呼一吸亦该着。
其母饮食寒热通天地，其儿一动一静与之合。
此本天地大道理，不知不觉受渐磨。
若到用药时，亦与大人有同科。
但是煎药难与食，草药不如面药合。
或用些须黏乳食，或用些须和糖哈。
每到夏秋时，只要伸手摸一摸。

或是左手血不调，或是右手气不和。
我心已自有主意，便与金丹牛黄与之哈。
二药虽说有巴豆，小儿纯阳恰相合。
有热便引下，有寒便能和。
或加化石[①]一二分，面与面儿有同科。
若真有大火，加些黄连亦不多。
但是肝为六经贼，治胃不如治肝合。
我尝二药一齐备，金丹用尽牛黄多。
可知人生虽说调胃好，人生端自平肝多。
小儿虽小官骸具，每与大人有同科。
会治大人会治儿，何用更看小儿科。

注

①化石：即滑石。

小儿痞块难治

小儿痞块医甚难，好似囚犯入牢间。
其初皆因寒与食，继而疟痢受熬煎。
不知不觉半肚子，纵有仙人亦难剜。
再说用药去打它，徒伤胃气非妙诠。
胃气一伤难收拾，不饮不食病愈难。
我今告你正治法，其病源流皆在肝。
略类女人癥瘕症，大破肝肾是正端[①]。
止住寒热汤药止，切勿再泻败脾元。
后用红糖带金丹，药只数厘细细餐[②]。
或加八仙[③]去吃餍[④]，或加膏药皮外宣。
虽然用药不显药，不过两月把病剜。
切忌风寒与发物，一若蹉跌起来难。
至于软边与莲花[⑤]，原非人力所能痊。
小儿病症此最难，故为尔等细细言。

注

①略类女人癥瘕症，大破肝肾是正端：桃仁、红花、醋军、胡连、黑栀子之类。（龙镇川注）

②细细餐：每晚服。（龙镇川注）

③八仙：八仙膏。（龙镇川注）

④餍（mó）：同糜、粥。

⑤至于软边与莲花：痞块软边者，如莲花瓣者难治。（龙镇川注）

小儿痞积宜用吃餍药，补破并行[1]

小儿痞积面青黄，只宜用面莫用汤。

杂入餍中当饭食，一月两月便康强。

一切补破宜并用，莫使郁热在膀胱。

补用参[2]苓[3]芡[4]莲子，扁豆薏苡半[5]术[6]良。

破用莪[7]棱[8]青陈皮[9]，二甲[10]二丑[11]三消[12]详。

西金[13]谷虫[14]并泽泻，二胡[15]东楂合槟榔。

温凉补泻一齐用，临时加减再酌量。

纵有大人郁滞将归阴，但用此方亦还阳。

注

①小儿痞积宜用吃餍药，补破并行：虽用药不显药，无不愈者，即是大人虚痨杂疾，以此治之，无有不可。（龙镇川注）

②参：党参。（龙镇川注）

③苓：茯苓。（龙镇川注）

④芡：芡实。（龙镇川注）

⑤半：半夏。（龙镇川注）

⑥术：白术。（龙镇川注）

⑦莪：莪术。（龙镇川注）

⑧棱：三棱。（龙镇川注）

⑨青陈皮：青皮、陈皮。（龙镇川注）

⑩二甲：山甲、鳖甲。（龙镇川注）

⑪二丑：黑白丑。（龙镇川注）

⑫三消：麦芽、山楂、神曲。（龙镇川注）

⑬西金：鸡内金。（龙镇川注）

⑭谷虫：五谷虫。（龙镇川注）

⑮二胡：柴胡、前胡。（龙镇川注）

小儿痞块膏药方，寒热各有所宜[1]

小儿痞块膏药方，三棱莪术阿魏良。
热盛便加二黄[2]与芦荟，山甲蓖麻郁金香。
全蝎乳[3]没[4]并血竭，紫草红花芎[5]与当[6]。
亦有寒症滞已久，内不发烧外不热，二乌[7]肉[8]附[9]吴萸姜[10]。
斑蝥蜈蚣共乌蛇，人言砒霜巴豆入麝香。
香绵油熬宜斟酌，稍加陈醋浸皮囊[11]。
纵有疮症用此药，亦必望闻知端详。

注

①小儿痞块膏药方，寒热各有所宜：大人用此贴病，亦必以此为例。（龙镇川注）

②二黄：大黄、黄连。（龙镇川注）

③乳：乳香。（龙镇川注）

④没：没药。（龙镇川注）

⑤芎：川芎。（龙镇川注）

⑥当：当归。（龙镇川注）

⑦二乌：川乌、草乌。（龙镇川注）

⑧肉：肉桂。（龙镇川注）

⑨附：附子。（龙镇川注）

⑩姜：黑姜。（龙镇川注）

⑪稍加陈醋浸皮囊：醋能入骨。俟熬好时入醋少许。（龙镇川注）

小儿喉症风寒最多[1]

喉痛隆冬风最多，切莫错认是实火。
手按两脉全不动，不饮不食甚可愕。
未从吃乳便外哕[2]，口中湿水似橐龠[3]。
我用僵蚕白附与天麻，蝉蜕山甲紫苏撮。
辛[4]芷[5]麻黄合滑石，牛黄[6]黏乳去开拓。
连吃两付口大渴，一切湿寒尽引却。
饮食渐进嗽亦止，全不轻用治喉药[7]。
可知风寒就是大毒物，喉噎喉疼须细酌。
雷火罐子皆此意，总要脉上分清楚。

注

①小儿喉症风寒最多：大人亦然，非真红如珊瑚，或紫或白或淡红，皆是风湿寒邪作热，不可认为实火以致不救。（龙镇川注）

②未从吃乳便外哕：非风而何？（龙镇川注）

③口中湿水似橐龠：非寒而何？（龙镇川注）

④辛：细辛。（龙镇川注）

⑤芷：白芷。（龙镇川注）

⑥牛黄：牛黄散。（龙镇川注）

⑦治喉药：治喉之药皆是清凉。（龙镇川注）

小儿马牙，一月之内最有关系

小儿马牙甚是凶，不知不觉丁成风。
或在暗里未寻着，三天两天把命倾。
不在牙根在上腭[1]，寻着莫谓病根轻。
或用大针或指甲，务除根柢见血脓。
再将小米与青布，添上清水一大钟。
拭来拭去拭干净，鹅粪[2]尿余[3]皆有功。
加上五倍[4]与冰片，朱砂共研往上蒙。

内里若是火不尽，汤煎大黄与木通。
一月之内风不治，多从此处病根生。

注

①不在牙根在上腭：此处最宜留神。（龙镇川注）
②鹅粪：鹅粪上白面，瓦上焙干。（龙镇川注）
③尿余：尿罐上霜，刮下，瓦上焙黄。（龙镇川注）
④五倍：五倍子。（龙镇川注）

红糖治病最多

红糖治病最是多，不论虚实与寒火。
以其性缓入中州，诸药逢之若金科。
补药得之益平善，泻药得之亦能和。
有一憨公子，儿病亦无多。
今日用此汤，明日用彼药。
日日用之不耐烦，见药便如见阎罗。
一日请我去看看，先言此儿不吃药。
温凉补泻凭君治，只要先生不用药。
我言不吃苦药最容易，只要甘蔗买一料。
外备甜梨与西瓜，还要鸡蛋与焦餍。
日食红糖二三钱，饿了吃鸡蛋，饿了吃焦餍。
若是心中热，吃口甜梨甘蔗亦不多①。
主人听了我的话，便自笑呵呵。
我用红糖和金丹，略无异味最耐哈。
从此再不用苦药，管保一世永无疴。
郎君今日该好了，请君归去念弥陀。
以后治小儿，往往以此为金科。
或用一分煎鸡蛋，或用一分烙焦餍。
或入生梨与生瓜，或入茶汤使自哈。
只要使之不闻知，便自心安意肯乐婆娑。

只要红糖入肚中，不愁病大无奈何。
今日谨告小后生，小小孩儿病无多，只因盲医妄用药。
若要如我去安排，那怕痰食与风火。
只要日日用，只要渐渐摩。
纵有天大病，无不颐养乐太和，何必学那盲医妄生波?

注

①吃口甜梨甘蔗亦不多：小儿多阴热，吃此二味，以防金丹之热。（龙镇川注）

山楂治老幼之滞甚好

小儿大补甚是少，才得温和便能了。
寻常吃嘎没材料，吃得多时又病倒。
恒因吃多致泄泻，看是脾虚实胀饱。
一见参[1]术[2]便不灵[3]，再加泻药又不好。
不如与他吃山楂[4]，加上红糖细细炒[5]。
再用水酒一大碗，煎至数沸实甚好。
能温能和又能补。能把滞泻之症一齐扫。
老人虚滞亦似此，吃下此药亦能了。
我尝恶此无有力，谁知以治老幼甚是好。

注

①参：党参。（龙镇川注）
②术：白术。（龙镇川注）
③便不灵：小儿参术不宜妄用。（龙镇川注）
④山楂：或三两，或四两。（龙镇川注）
⑤加上红糖细细炒：山楂炒焦，加红糖二三两，再炒再煎。（龙镇川注）

眼科不知脉理断乎不可

不知脉理妄用药，如今皆是这眼科。
不知伤了多少人，犹自搬砖当镜磨。
我尝官家去教学，他妾数数请眼科。
一日问我治眼否，我一诊脉大黄多①。
她就照此吃一付，好如秋水立澄波。
又尝世家去教学，主妇数数经眼科。
一日问我治眼否，我一诊脉大黄多②。
她就照此吃一付，好如新铜镜乍磨。
又尝古镇去教学，其中治眼多专科。
动至寒热皆颠倒，病人问我作生活。
我一下药锋立解，好如宝匣出太阿。
我尝风思此中理，不用将军总蹉跎。
这几年来又变局，再用大黄便是错③。
不如风药齐上前，金丹一到起沉疴。
以治暴症甚是好，久症脉要细斟酌。
我故录之以示人，后学得以有楷模。

注

①大黄多：生地、大黄、赤芍皆两余。（龙镇川注）
②大黄多：醋军二两，酒军二两。（龙镇川注）
③这几年来又变局，再用大黄便是错：用药随气运转。气运一变，则用药亦随而变矣。于何知之？细诊脉理自知。（龙镇川注）

眼科摘取数方

眼科书甚多，吾不能读。聊取数方，以为后学规程。
吾读医书数十篇，靡不按脉以剔抉。
又读眼科十数篇，只就眼间暗分别。
聊撮浅显十数方，以为后学之圭臬。

暴得之眼多是热，惟宜搜风与散热[1]。
风热作实必大肿，两眼脓汁滴玉屑。
二荆[2]菊[3]芷[4]并防[5]麻[6]，桃红[7]芎芍归地[8]决[9]。
如若脉实更有力，大黄[10]栀子[11]少不得。
更有风热伤血目甚红，依此方法亦有功。
更有风热攻击目甚疼，依此方法亦能通。
至于风邪中目目甚痒，用此温熨便成功。
久病之眼多昏沉[12]，只宜养血并安神[13]。
四物汤中略带补，菖蒲远志柏子仁。
更有远视不能看不真，参[14]苓[15]养心补火神[16]。
更有近视不能看不清，生地天冬滋味精[17]。
更有真阴失守[18]邪火侵，风木摇动散目神。
大补金水以制火，人参五味诃子亲[19]。
瞳子散大虽无光，闭目静坐便回春。
更有饮食起居过劳神，瞳子青白隐隐侵[20]。
总因脾上虚弱甚，不能运精入双轮[21]。
多加参[22]芪[23]减连柏[24]，略益命火便还真[25]。
更有冷泪不止目昏花，川椒枯草一齐加。
一切清凉概不用，温暖元气止淫邪[26]。
更有翳障白云目内侵，皆因元府郁不伸[27]。
热用黄连[28]湿川椒[29]，经用羌活[30]血归身[31]。
蝉蜕蛇蜕与木贼，一切郁解便入神。
亦有增补气血目便明，元府充盛脉流通[32]。
通则明，明则公，二说变化不能穷。
再将脉理参一参，二说互用方有功。
任他世上看眼多模糊，我要寻个脉理为主翁。
世上看眼不看脉。只把眼药往上开。
何如气血诊明白，寒热虚实依法裁。
再加眼药三两味，虽不恰合无大乖。

注

①惟宜搜风与散热：在表故也。（龙镇川注）

②二荆：荆芥、蔓荆，清扬上升。（龙镇川注）

③菊：菊花最能清头。（龙镇川注）

④芷：白芷散头目之风。（龙镇川注）

⑤防：防风大清头目。（龙镇川注）

⑥麻：麻黄大能解表。（龙镇川注）

⑦桃红：桃仁、红花二味大能和血破血。（龙镇川注）

⑧芎芍归地：四物并皆和血。（龙镇川注）

⑨决：石决明、草决明皆能平肝。（龙镇川注）

⑩大黄：或酒炒，或醋炒。（龙镇川注）

⑪栀子：引火下行。（龙镇川注）

⑫久病之眼多昏沉：在里故也。（龙镇川注）

⑬养血并安神：党参、茯苓、菖蒲、远志、柏子仁皆能安神。（龙镇川注）

⑭参：党参。（龙镇川注）

⑮苓：茯苓。（龙镇川注）

⑯养心补火神：菖蒲之类少不了。恐肉桂、附子亦少不了。（龙镇川注）

⑰生地天冬滋味精：恐萸肉、枸杞之类亦得用些。（龙镇川注）

⑱真阴失守：酒色过度。（龙镇川注）

⑲人参五味诃子亲：皆能收敛目神。（龙镇川注）

⑳瞳子青白隐隐侵：内障故也。（龙镇川注）

㉑总因脾上虚弱甚，不能运精入双轮：人身以脾胃为主，五脏皆禀气于脾。脾气一虚，五脏失守，不能运精入目矣。（龙镇川注）

㉒参：党参。（龙镇川注）

㉓芪：黄芪。（龙镇川注）

㉔连柏：黄连、黄柏恐有损于脾胃。（龙镇川注）

㉕略益命火便还真：补火以生土，此是仆所添。（龙镇川注）

㉖更有翳障白云目内侵，皆因元府郁不伸：肾虚故也。宜温暖元气以引湿邪下行。此二句是仆所加。（龙镇川注）

㉗皆因元府郁不伸：此说出自刘河间。（龙镇川注）

㉘黄连：能解热郁。（龙镇川注）

㉙川椒：能解湿郁。（龙镇川注）

㉚羌活：能解经络二郁。（龙镇川注）

㉛归身：能解肝经。（龙镇川注）

㉜增补气血目便明，元府充盛脉流通：出自李东垣、朱丹溪。（龙镇川注）

眼科五诀

吾素不精眼科，然治病已久，知目疾却有五种毛病，即以五种药治之，无有不效。故录之以为蒙医训。

一透窍： 人有九窍，目居其一，忽而合缝不开，以此窍不透故也。故选透窍药数品，以为治目之式。

人之一身有九窍，营卫周流真气到①。

眼为精明穴甚深，窒塞不通甚可笑。

眵糊糊眼泪盈腮，谁为拨开见斜照？

麝香冰片为通神②，竹沥竹黄皆精妙③。

痒用白芒④泪细辛⑤，菁子⑥泽兰⑦川椒⑧要。

远志菖蒲⑨柏子仁⑩，辛夷⑪桔梗⑫并人尿⑬。

却说芥汁与广椒，咀嚼口中亦利窍。

二除风： 人有风邪，上先受之。忽而眼皮下垂，是有风之验也。故选除风药数品，以为治目之式。

眼属肝经多是风，脉透中指往上冲。热风上冲，宜清散。寒风不上冲，但头晕、头疼而已，宜温散。

荆⑭防⑮二胡⑯并二活⑰，白附大麻僵蚕同⑱。

覆花薄荷⑲亦兼用，若用引子酒与葱。

三清热： 目居清高之地，本坎一之精，今忽发热，是水火不相济也。故选清空数品，以为治目之式。

二目通红多是热，须要凉气与凉血。

三黄汤中⑳加栀子㉑，木通泽泻㉒车前设㉓。

青葙决明龙胆草㉔，明粉㉕蒙花㉖芦荟㉗切。

若是假热紫滞现，肉㉘附引下温散说㉙。

四定痛： 疼犯上焦为逆。况目居群阳之首，而可疼痛不止乎？故选定痛药数品，以为治目之式。

二目珠子忽大疼，乳㉚没㉛去油和蔓青㉜。

加上三七㉝辛夷花㉞，苍耳㉟蒺藜㊱与夜明㊲。

再看寒热虚实症，元胡香附㊳一样同。

惟有大补精髓药，大病大年始称情[39]。

五去翳：眼者，人之日月也。恒贞明不息，今忽视而不见，是有物以隔之也。故选去翳药数品，以为治目之式。

目症多端要去翳，去得翳时方无蔽。

二蜕[40]变化二贼[41]磨，琥珀珍珠[42]细细磋。

谷精[43]菊花[44]茶叶末[45]，磁石[46]朱砂[47]甘石[48]多。

郁仁[49]蕤仁[50]养目神，硼砂硇砂[51]可对哈。

散大[52]五味[53]熊胆清[54]，覆盆枸杞菟丝[55]精。

款冬润肺羚羊屑[56]，金水神品信能通。

注

①营卫周流真气到：真气一到则无病矣。（龙镇川注）

②麝香冰片为通神：至香至臭之药皆能透窍。（龙镇川注）

③竹沥竹黄皆精妙：二药能利窍明目。（龙镇川注）

④痒用白芒：治目痒泪出。（龙镇川注）

⑤泪细辛：治风眼泪下。（龙镇川注）

⑥菁子：蔓菁子治风泪下流。（龙镇川注）

⑦泽兰：治目疼。（龙镇川注）

⑧川椒：治目痒。（龙镇川注）

⑨远志菖蒲：皆通九窍。（龙镇川注）

⑩柏子仁：香能入目。（龙镇川注）

⑪辛夷：能通九窍。（龙镇川注）

⑫桔梗：宽胸利气。（龙镇川注）

⑬人尿：引诸药而通窍。（龙镇川注）

⑭荆：荆芥。（龙镇川注）

⑮防：防风，散头上滞气。（龙镇川注）

⑯二胡：前胡降下，柴胡发散。（龙镇川注）

⑰二活：羌活理游风，独活理伏风。此句治外风。（龙镇川注）

⑱白附大麻僵蚕同：此句治内风。（龙镇川注）

⑲覆花薄荷：二味清头目虚火。（龙镇川注）

⑳三黄汤中：黄柏、黄芩、黄连皆能明目。（龙镇川注）

㉑栀子：治目赤。（龙镇川注）

㉒木通泽泻：皆能明目。（龙镇川注）

㉓车前设：去目障。（龙镇川注）

㉔青葙决明龙胆草：三味去肝经风热，兼治胬肉。（龙镇川注）

㉕明粉：消肿明目。（龙镇川注）

㉖蒙花：治目赤。（龙镇川注）

㉗芦荟：清肝肾热而明目。（龙镇川注）

㉘肉：肉桂治目赤。（龙镇川注）

㉙附引下温散说：胬肉紫色是风寒凝滞，宜用温散。加上肉桂、附子，便能引火归元。（龙镇川注）

㉚乳：乳香能和血明目。（龙镇川注）

㉛没：没药。（龙镇川注）

㉜蔓青：蔓菁子能明目。（龙镇川注）

㉝三七：治目赤。（龙镇川注）

㉞辛夷花：通九窍而明目。（龙镇川注）

㉟苍耳：治头疼。（龙镇川注）

㊱蒺藜：破恶血。（龙镇川注）

㊲夜明：夜明砂能攻血积。（龙镇川注）

㊳元胡香附：皆治疼。（龙镇川注）

㊴惟有大补精髓药，大病大年始称情：眼疾不轻用大补药，惟大病大年之人始一用之。则用大补者亦鲜矣。虽与它症相同，实不相同也。（龙镇川注）

㊵二蜕：蛇蜕、蝉蜕皆能退翳。（龙镇川注）

㊶二贼：木贼、乌贼皆能退翳。（龙镇川注）

㊷琥珀珍珠：琥珀能磨翳，珍珠能退翳，二味得金水之精。（龙镇川注）

㊸谷精：能退翳。（龙镇川注）

㊹菊花：得金水之精。（龙镇川注）

㊺茶叶末：清利头目。（龙镇川注）

㊻磁石：入肾而生水。（龙镇川注）

㊼朱砂：入肝而养血。（龙镇川注）

㊽甘石：炉甘石能去翳。（龙镇川注）

㊾郁仁：治不眠。（龙镇川注）

㊿蕤仁：治目肿而虚。（龙镇川注）

51硼砂硇砂：治翳肉兼能去翳。（龙镇川注）

52散大：瞳子散大。（龙镇川注）

53五味：能收神治虚。（龙镇川注）

㊹熊胆清：专能清目热。（龙镇川注）
㊺覆盆枸杞菟丝：三味皆补肾经之虚。（龙镇川注）
㊻羚羊屑：羚羊角专清肝热。（龙镇川注）

眼药加减真法

泥片元寸硼砂甘[①]，加减眼药在其间[②]。
热加熊胆疼乳[③]没[④]，红肿朱砂血竭攒。
云翳鹰粪乌羽炒，琥珀建磁蕤仁丹[⑤]。
风泪枯矾轻粉入，倒毛石燕马前摊。
惟有铜青属烂眼，依方下药个个安。

注

①砂甘：炉甘石。（龙镇川注）
②加减眼药在其间：以上是本方，看症加减。（龙镇川注）
③乳：乳香。（龙镇川注）
④没：没药。（龙镇川注）
⑤丹：黄丹。（龙镇川注）

老年羸弱之眼亦有用补者

眼科从无用补方，一有大补眼必盲[①]。
少年新症宜记此，老年产后补不妨。
我尝治些羸弱症，温凉补泻以脉量。
不过葱茶做引子[②]，转眼时节大放光。

注

①一有大补眼必盲：眼科用补绝少。（龙镇川注）
②葱茶做引子：葱茶引药入眼。（龙镇川注）

眼疾初起多是风火，大黄宜慎用

治病总要用将军，不用将军枉劳神。
一入眼科便迟慢，谁肯一试巴豆仁。
间有一二用大黄，多是眼科认不真。
眼本离中一点火，不可北方杂类陈。
多用风药便见效，火出皮外汗津津。
只宜甲乙共条达，不可壬癸太认真。
如今午会火已极，宜散风，宜洗尘，不可激住火性使自焚。
但是此等药，多迟慢，多因循，不得将军总不神。
我尝金丹细细研，我尝牛黄[①]渐渐寻。
以其中有巴豆仁，久病之眼全不用，
新得之症用数分，一见二药效如神。
始知眼本离中一点火，喜帮扶，喜温存，最爱吾家二将军。
不可轻意用大黄，大黄与眼总不亲。
太寒凉，太阴沉，不知瞎了多少人。

注

①牛黄：牛黄散。（龙镇川注）

治眼须要论五行[①]

眼珠原是水之精，治法须要论五行。
小儿吃餍不像样，以致脾火往上壅，不泻脾土必不中。
老人气衰金不荣，以致肾水无从生，不补肺金必不中。
多泪之人眼已枯，以致虚火往上冲，不养肝血必不中。
产后之人眼已干，以致阴火往上炎，不滋坎一[②]必不占。
劳心之人夜不眠，以致肝火上头颠，不平风木必不占。
劳力之人昼不闲，以致烈火搊[③]眉间，不抽离照[④]必不占。
亦有肾经干枯火不生，冷泪不止住精英，大培命根必有功[⑤]。

更有阴血失守[6]眼不明，肝木摇动散真精[7]，大补金水必有功[8]。

更有瞳子青白看不清[9]，脾土虚弱难为情[10]，大益中州必有功[11]。

更有白云翳障目内横，拨去浮云盼睐精，大增气血方有功[12]。

注

①治眼须要论五行：眼疾已久，须依此法。（龙镇川注）

②坎一：肾水。

③搊（chōu）：手扶住或一端用力向上使物体立起或翻倒，此处引申为“向上冲”。

④离照：心火。

⑤大培命根必有功：川椒、枯草少不了。（龙镇川注）

⑥阴血失守：酒色过度。（龙镇川注）

⑦肝木摇动散真精：瞳子散大。（龙镇川注）

⑧大补金水必有功：五味、诃子、人参少不了。（龙镇川注）

⑨更有瞳子青白看不清：内障故也，过于劳神，以致脾土虚弱之甚。（龙镇川注）

⑩脾土虚弱难为情：脾土弱甚，不能运精上入于目。（龙镇川注）

⑪大益中州必有功：参芪少不了。（龙镇川注）

⑫大增气血方有功：二蜕、木贼少不了。亦由气血虚弱使然，增补气血方为正治。（龙镇川注）

庄农人家治眼要诀

庄农人家眼不清，皆因风火往上升。
有一庄妇四十余，十岁孩儿忽命倾。
因此心中常焦急，朝朝暮暮泪雨零。
时候久了眼干枯，一睁眼时便冥蒙。
况且庄稼起来恒下地，太阳热燥晒当空。
不是头懵便耳聋，睁眼一看入雾中。
皆因湿热聚内里，因之生火又生风。
如用大凉药，必且激火在当中。
如用大泻药，必遗邪气往上冲。

只宜清空与降火，只宜凉血与除风。
加上牛黄[①]共金丹，破血破气暗消融。
二药全赖巴霜[②]力，杂入风药通行十二经。
眼疾原从经络得，专用大黄必不灵。
大黄沉浊难升降，必待脉实始一通。
况且眼居群阳首，一旦沉浊必不中。
故用清扬拨腠理，和入二药使上冲。
浮云浮雾尽扫净，好和大明[③]生于东。

注

①牛黄：牛黄散。（龙镇川注）
②巴霜：巴豆霜。（龙镇川注）
③大明：太阳。

眼中瘀肉色紫多是寒症

一人眼疼本是寒，妄请盲医进芩[①]连[②]。
岂知眼科温散甚有理，全赖透发心与肝。
不用温散用大凉，必激紫血眼内含。
试观割牲初出血，皆是红活气色鲜。
迟之数刻便成紫，皆是滞住风与寒。
人受风寒亦如此，何不彼此一样观?
况且脉道甚迟迟，那有真火上头颠?
不可泥住眼流眵，以为实症在其间。
岂知连日不寐寒作热，必生黏腻在脸前。
即用风药大发散，多加肉[③]附[④]反芩连。
只吃一付便能愈，全在脉症相对参。
可知世上血症若犯紫，尽是受了风与寒。
一见热药便流通，此是治血之大关。

注

①芩：黄芩。（龙镇川注）
②连：黄连。（龙镇川注）
③肉：肉桂。（龙镇川注）
④附：附子。（龙镇川注）

坏眼之症多是阴毒结就

我尝见些坏眼症，多是阴毒结滞成。
平日并不见形迹，一若露头气熊熊。
忽而疼痛不能忍，忽而流泪不能行。
忽而浮云遮个净，再想睁眼断不能。
不过三日坏已极，蛤蜊头子[1]出当中。
可惜时下小先生，不知毒药用力攻。
此皆阴毒结已久，一若露头猛如风。
若得蛤蜊不露头，一付两付便成功。
内用金丹往下行，外用清散大除风。
若是蛤蜊已露头，再用此药亦不中。
只能治得泪不流，只能治得眼不疼。
蛤蜊头子去不了，多吃两付仅路通。
阴毒就有恁利害，好如吕后据住未央宫。
三个元勋尽去了，那见太阳晒当空？

注

①蛤蜊头子：喻指翼状胬肉。

外科按脉吃药自好，切勿轻用刀针

人果内科精又精，外科一点便能中。
我本不昧阴阳理，曾将外科辨分明。

虽然不甚中肯綮[①]，以治半阴[②]尽有功。
忽闻牛生[③]善于治阴症，我去领教他倾情。
尽将青田法一说，用药之理甚是精。
又得老陈[④]数方子，一切恶症亦能通。
我遂不昧此中理，一见外科便分明。
我尝治一书生是阴症，暗结腹内时时疼。
我用热药七八付，他便粪里带流脓。
又尝治一男子气上壅，我用清散大有功。
半月之后嗽不止，口吐脓血渐渐轻。
又尝治一脑后疽甚疼，日夜哀号不成声。
我用神灯细细灸，略吃温散便成功。
又尝治一附骨疽有名，腿如布袋溃[⑤]已成。
按住下头上流水，秽气熏人使人憎。
我用参[⑥]芪[⑦]十余两，吃至廿付始成功。
外用水银炒巴豆[⑧]，炒至成灰[⑨]渗入中。
去腐生新无过此，此亦死中去求生。
又尝治一妇人旧月疾，一逢新产使人惊。
我用温散重桃仁，连吃两付下如脓。
她看好了不用药，出了月子腹大疼。
屡请名医不见效，卧在床上已成凶。
我用山甲加麝香，日日食之大有功。
有人与她倒罐子，见些物件似黏脓。
以前小腹似蒸餍，吃了此药渐渐松。
又尝治一颈项坚不通，我用风药加蜈蚣[⑩]。
他便喉烂小窟窿，流尽毒水即长平。
到了一月热又起，喉烂小口出稠脓。
我用大补兼风药，稠脓流尽又成功。
又尝治些喉间痈，一加八味[⑪]便流通。
间有红肿一点白，绣针微挑即成功。
如非真火无此象，妄用刀针总是凶。
以上皆是我治过，那有一个用针攻?
青田治法亦如此，恐伤好肉不能行。

间有溃脓疮已熟，只用竹刃贴皮冲。
可惜时下小先生，不知此中真实情。
我故录之以示人，按脉吃药自成功。
切勿妄意用刀针，伤了好肉断不行。

注

①肯綮（qìng）：筋骨结合的地方，比喻最重要的关键。
②半阴：半阴半阳证。（龙镇川注）
③牛生：字拱辰。（龙镇川注）
④老陈：字喜邻。（龙镇川注）
⑤腿如布袋溃：疮内烂也。（龙镇川注）
⑥参：党参。（龙镇川注）
⑦芪：黄芪。（龙镇川注）
⑧巴豆：去皮。（龙镇川注）
⑨炒至成灰：微存些性。（龙镇川注）
⑩蜈蚣：加四五条。（龙镇川注）
⑪八味：八味丸中有肉桂、附子。（龙镇川注）

外科不知纯阴之症甚多

著书立说甚是难，不得头脑总枉然。
头脑不能分清楚，千言万语是祸端。
我看世上外科门，尽是《外科正宗》传。
《外科正宗》虽然分经络，纯阴之症全未去昭宣。
纯阴之症便要入骨治，大热大补大透宣。
果能早早透出毒，纵然为祸亦有边。
不可使它隐伏藏在内，穷年累月绕骨间。
不怕透出热不断，不怕透出肿连绵。
不怕透出脓外流，不怕透出口如钻。
炮姜焦术渗脾湿，肉①附②二活③苍④麻⑤连。
若是热补带透毒，连吃数付便外传。

那有附骨真阴症，滞住经络不能宣[6]？
果能毒透便有脓，只用竹刃贴皮穿[7]。
外边溃烂海浮散，内用大补[8]是真诠。
更有半阴半阳症，治法较此稍轻便。
或捣葱姜用火熨，或贴独蒜点艾干[9]。
或用神灯细细灸，要使内毒往外宣。
再饮除风化痰药，毒从外解古人传。
试看一切真伤寒，不透发汗致祸延。
可知阴寒就是大毒物，几个阴寒不解能命全？
外科内科都一样，内毒不透是祸端。
只说阴毒甚难治，岂知肉[10]附[11]参[12]姜[13]未牵连。
况且外科不讲脉，虚实寒热尽茫然。
如何是气滞？如何是血顽？
内里五脏未分清，外里五色未细研。
一付两付不见效，便将针刀透骨穿。
岂知疮毒皆以脓浆解，脓浆不足便不安。
一见针刀气内散，焉能溃脓往外传。
不过稀浆与稀水，再想联口难又难。
不是疼来便是痒，淹淹缠缠到九泉。
我见此症千千万，尽是外科送入鬼门关。
至于一切纯阳症，如今外科可称仙。
解表解里甚分明，一付两付自周全。
此症不治亦不坏，略加调理便如前。

注

①肉：肉桂。（龙镇川注）
②附：附子。（龙镇川注）
③二活：羌活、独活。（龙镇川注）
④苍：苍术。（龙镇川注）
⑤麻：麻黄。（龙镇川注）
⑥滞住经络不能宣：间亦有之，观下自知。（龙镇川注）
⑦只用竹刃贴皮穿：金针伤了好肉，最难联口。（龙镇川注）

⑧大补：十全大补汤。（龙镇川注）

⑨艾干：用艾灸。（龙镇川注）

⑩肉：肉桂。（龙镇川注）

⑪附：附子。（龙镇川注）

⑫参：党参。（龙镇川注）

⑬姜：黑姜。（龙镇川注）

治疮先辨阴阳为主

治疮须先辨阴阳，阴阳不辨空着忙。

阳症红肿脉洪实，芩连[①]知[②]柏[③]与大黄。

阴症顽麻脉沉涩，苍[④]麻[⑤]归[⑥]地[⑦]并黑姜。

更有半阴半阳症，解表解里细推详。

如依外科分经络，不辨阴阳总渺茫[⑧]。

或有疮症在脏腑，挪移四肢方为良。

上焦桂枝下牛膝，中焦丝瓜引边疆。

艾灸神灯皆善着，不治红肿与纯阳。

先忧热中后寒中，总要“阴阳”二字细商量。

我初作此二篇，意欲以治纯阴之症也。虽知纯阴之症，用药甚精，非但热补可了也。我之所言，不过以治半阴之症则可耳。细读下篇，自知其理。始知刘青田为不可及也。

自记。

病有阴阳，必分阴阳治之，则病可痊。疮亦有阴阳，若不辨阴阳，概以清凉解毒之药治之，则阳明之毒，自必愈矣。而纯阴之毒不已，愈寒而结愈坚乎？治疮者要必读此数篇，而辨其阴阳也可。

任金门谨志

注

①芩连：黄芩、黄连。（龙镇川注）

②知：知母。（龙镇川注）

③柏：黄柏。（龙镇川注）

④苍：苍术。（龙镇川注）

⑤麻：麻黄。（龙镇川注）

⑥归：当归。（龙镇川注）

⑦地：熟地。（龙镇川注）

⑧如依外科分经络，不辨阴阳总渺茫：阳证用阴药，阴证用阳药，自是千古定理。纵分经络，不论阴阳，药无当也。（龙镇川注）

治疮用药真诠

天下病症有万端，随时转变随时传[①]。
惟有疔疮症不变，初起皮色为可观。
初起皮色如犯红，到底治法无变迁[②]。
初起皮色如犯白，到底治法无变迁[③]。
较之寻常一切症，皎然不昧甚的端。
但是阳症人多知，一有阴症便倒颠。
初起宜用夺命饮，以后只用阳和单。
二方斟酌无参差，一方动吃数十天。
夺命饮中二活[④]兼，青皮赤芍僵蚕连。
疼痛不止多细辛，加上甘草便十全。
阳和汤中麻黄先，炮姜肉桂[⑤]大熟[⑥]前[⑦]。
橘红半夏与云苓，芥子甘草便十全[⑧]。
有了熟地肉桂好，引火归元甚娟娟。
有了熟地麻黄好，散入内里甚便便。
炮姜用时必炒黑，不炒黑时心内翻。
此症出来多阴虚，鹿胶龟胶宜多添。
此症出来多隐疼，山甲河车[⑨]宜多兼。
此症出来多脾酸[⑩]，炮姜麻黄宜多餐。
此症出来多痰结，橘[⑪]苓[⑫]半[⑬]芥[⑭]宜多煎。
此症出来多硬顽，生南[⑮]生半[⑯]宜多牵。
此症出来多滞湿，甘遂大戟宜多安。
此症出来多膜白，干姜[⑰]芥子宜多掺。

此症出来多正穴，牛黄狗宝宜多研。
此症出来多管骨，推车[18]为末麝香填。
渗入穴里便有力，一切烂肉它能宣。
再将轻粉和梅肉[19]，不使明星在外边。
搓成捻子插孔里，迟之两日管外钻。
摄出管子臭脓出，加上补药漏能痊[20]。
更有锁口[21]带白，皆因冷药致迍邅。
宜用原寸渗疮口，蒙上温膏自周全。
更有疼痛不止治不得，必须关帝火针穿。
硫[22]麝[23]朱砂合银朱，倦入油纸炼成丸。
疼痛不止用针挑，贴上丸药将火燃。
火一燃时便透毒，永无疼痛作祟缘。
初得瘰疬宜此治，一日两针[24]针三天。
便能根柢悉拔出，省了药饵拜佛前。
亦有淹缠恒作痒，羊矢楝实烧为丹。
轻者醋和重蜜和，糊住痒处便能痊。
若是流水不能止，渗上此药亦能干。
木是湿滞疼是寒，一切麻症皆风传。
青风海风石楠藤，加入药内把病完。
以后再讲熬膏药，膏药药内桂[25]为先[26]。
赤芍大黄并生南[27]，葱须干姜一概兼。
凤仙苍耳皆用科，熬得好时将醋添[28]。
摊贴疮口加元麝，俟它热时竹刃穿。
一切毒药皆不用，附子犹恐外牵连[29]。
斑蝥蜈蚣与乌蛇，全蝎红娘巴豆捐。
此药皆是治阳毒，一入阴疮便不安。
不论经络与时令，总以紫花地丁为引煎。
除了皮白皆是火[30]，始用菊[31]英[32]与泽兰[33]。
栀子大黄多斟酌，防风蝉蜕与芩连。
疔症有寒亦有火，红黄紫黑色相兼。
滕黄蓖麻熬膏药，飞龙夺命内里安。
疔头圆硬宜用针，多出黏水使药漫。

蟾酥乌金皆善着，内外加治得生还。

要之，细论痈疽疔疮理，仍以“阴阳”二字为大关。

皮色红肿出六腑，色皮正白五脏含。

痈本六腑血壅住，疽本五脏气沮残。

六腑血壅容易治，五脏气沮难周全。

脏为阴兮腑为阳，“阴阳”二字莫荒唐。

那有阴阳俱宜药？惟有山甲与麝香。

纵是大补药，加上山甲亦光昌。

纵是大凉药，加上麝香亦吉祥。

二药本是外科骨，外科恃此为药王。

我本不昧阴阳理，曾将外科批一场。

谁知青田先生已批过，用药精细妙非常。

有人为我述一遍，不得不将治疮理铭之于锦囊。

注

①天下病症有万端，随时转变随时传：伤寒、瘟疫之类。（龙镇川注）

②初起皮色如犯红，到底治法无变迁：一定是阳。（龙镇川注）

③初起皮色如犯白，到底治法无变迁：一定是阴。（龙镇川注）

④二活：羌活、独活。（龙镇川注）

⑤炮姜肉桂：大热。（龙镇川注）

⑥大熟：大熟地。（龙镇川注）

⑦前：此四味是阳和汤。（龙镇川注）

⑧橘红半夏与云苓，芥子甘草便十全：二陈汤加入其中。（龙镇川注）

⑨河车：草河车，此味是增。（龙镇川注）

⑩脾酸：脾寒也。（龙镇川注）

⑪橘：橘红。（龙镇川注）

⑫苓：云苓。（龙镇川注）

⑬半：半夏。（龙镇川注）

⑭芥：芥子。（龙镇川注）

⑮生南：南星有用四两者。（龙镇川注）

⑯生半：半夏。（龙镇川注）

⑰干姜：本是麻黄。（龙镇川注）

⑱推车：即蜣螂转丸，炒焦为末。（龙镇川注）

⑲梅肉：唾沫和药。（龙镇川注）

⑳加上补药漏能痊：虽通脊漏，亦能治。（龙镇川注）

㉑锁口：圆圈色。（龙镇川注）

㉒硫：硫黄。（龙镇川注）

㉓麝：麝香。（龙镇川注）

㉔一日两针：烧两回，针两回。（龙镇川注）

㉕桂：肉桂。（龙镇川注）

㉖为先：宜多用。（龙镇川注）

㉗生南：生南星。（龙镇川注）

㉘醋添：醋能入骨。（龙镇川注）

㉙附子犹恐外牵连：用肉桂，不用附子。（龙镇川注）

㉚除了皮白皆是火：红、黄、紫、黑皆是火症。（龙镇川注）

㉛菊：白菊叶。（龙镇川注）

㉜英：蒲公英紫花者佳。二味之叶加白糖治火疔。（龙镇川注）

㉝泽兰：泽兰叶。（龙镇川注）

治疮须要顾脾胃

凡病初得，属实属火者居多。久而不愈，便虚寒矣。凡病皆然，而疮尤其彰明较著者也。既破以后，总以大补气血为主。纵有虚火假热，只可带治，大约与产后治法相类。

治病须要顾脾胃，疮症尤须兢兢持。
初起攻散无论矣，以后血出谨防维。
滋味宜厚药宜补，风寒暑湿莫稽迟。
先忧热中后寒中，总以脾胃为根基。

疮症坚硬宜用热补透发，方可收功

有一童子甚刚强，口长托腮硬非常。
妄请盲医用刀针，内里实未溃脓浆。
割开鲜血往下流，一寒一热生祸殃。

我言此症宜热补，多用风药使发扬。
发扬于外毒解散，纵溃稠脓亦吉祥。
只用竹刃拨一拨，不须利刃把肉伤。
蒙上温膏自稳当，何用飞龙夺命汤？
又有妇人头项尽是疮，外不红肿痛非常。
已吃多药不见效，尽是外科世书香。
看的皆是《正宗》书，不知此症分阴阳。
但以经络去调治，愈吃名药愈荒唐。
我用热补带透毒，一切滞气尽发扬。
外虽庞肿内安然，连吃数付妙非常。
况且外科不讲脉，虚实寒热只一望。
初起皮色又不变，焉知此中真的当？
不过朦胧去治病，恐是遇见老阎王。
我虽未见青田书，已知青田之锦囊。
只要“阴阳”二字去揣摩，不怕不得神奇方。

治肿硬疙瘩[1]

白矾[2]白占[3]密陀僧[4]，赤金[5]冰片[6]大有功。
蒸酒和药紧箍住，疙瘩肿硬立时轻[7]。

注

①治肿硬疙瘩：先以乌金膏盖顶，外用此药箍之，无不消散。（龙镇川注）
②白矾：二钱。（龙镇川注）
③白占：即白蜡一钱。（龙镇川注）
④密陀僧：五钱。（龙镇川注）
⑤赤金：二十张。（龙镇川注）
⑥冰片：一钱。（龙镇川注）
⑦蒸酒和药紧箍住，疙瘩肿硬立时轻：再加宫粉三钱亦可。（龙镇川注）

治肿硬外毒

身起肿硬必有毒，先进酩醘酒一壶。

蝎干①蜈蚣②研为末，山甲一钱便不孤。

细细饮下立时愈，胜似仙人用醍醐。

注

①蝎干：二钱。（龙镇川注）

②蜈蚣：一钱。（龙镇川注）

治前后照

以治杨梅甚好，一切余毒不用说矣。

水银①银朱②并黄丹③，安息香④和麝⑤片⑥烟⑦。

清晨漱口吸四袋⑧，连吃四天吐水黏。

昼里忌盐七天整，夜里衔枚侧身眠⑨。

注

①水银：三钱，以唾沫研至无珠，始能入烟。（龙镇川注）

②银朱：一钱。（龙镇川注）

③黄丹：一钱。（龙镇川注）

④安息香：三根。（龙镇川注）

⑤麝：三分。（龙镇川注）

⑥片：五分。（龙镇川注）

⑦烟：旱烟，六钱。（龙镇川注）

⑧清晨漱口吸四袋：大火一袋，吸三四口。（龙镇川注）

⑨夜里衔枚侧身眠：用箸一根衔口中，两头用绳挂耳上。夜睡使口常开，则毒水流出不至咽下为害。（龙镇川注）

神灯照治头上诸疮

头上点艾怕火升，神灯照法[①]达天庭。
虽然塌陷能高耸，纵使灰白亦活红。
头上顽麻若紫青，神灯照法或不灵。
但团小艾加黍米，烧来烧去火星星。
二法治疮原通神[②]，外科门中作二铭。

注

①神灯照法：朱砂、血竭、明雄、没药各三钱，麝香五分，共为细末。用绵纸条裹药三分，香油浸点，自外而内，周围照之，毒气随药解散，自不内侵脏腑。初用三条，渐加至四五条，疮势渐平又渐减之。随上乌金膏，盖以万全膏。若肿势漫衍，用蒸酒和密陀僧、白矾之类箍之。（龙镇川注）

②二法治疮原通神：神灯治漫肿，艾灸治顽麻。（龙镇川注）

治疮无头

漫肿无头何处消？先干湿纸是头脑[①]。
此处便用乌金[②]贴，上盖疮门太乙膏。
四旁跟脚须箍紧，密陀僧和蒸酒调。

注

①先干湿纸是头脑：用湿纸贴肿处，先干者，即疮头。（龙镇川注）

②乌金：乌金膏。（龙镇川注）

砭法

头上中空不便脓，漫肿无头甚可惊。
此处急须用砭法[①]，贴上精肉润鸡清[②]。

注

①此处急须用砭法：取细磁锋，用竹箸夹紧遍刺肿处，使出紫血。（龙镇川注）

②贴上精肉润鸡清：以肥猪肉切片贴之，再用乳香调鸡蛋清润之。（龙镇川注）

治浑身疮烂流水，日久不愈

浑身疮流龟板丸①，山甲僵蚕乳②没③含。

有脓有血加滑石，硫黄土苓治之安④。

注

①龟板丸：龟板为君，沙土炒焦。（龙镇川注）

②乳：乳香。（龙镇川注）

③没：没药。（龙镇川注）

④有脓有血加滑石，硫黄土苓治之安：间有加花粉者。（龙镇川注）

治久漏久痔诸症

凡病久皆是寒，不是六味地黄汤，便是补中益气汤，或二者相兼而加减之。此是万古不易之法。

海底痔漏并脱肛，加减地黄益气汤。

亦有血虚火旺甚，四物升麻真妙方。

外敷海浮①贴膏药，洗用忍②菖③擦螺浆④。

注

①海浮：海浮散方见后附注。（龙镇川注）

②忍：忍冬。（龙镇川注）

③菖：菖蒲。（龙镇川注）

④擦螺浆：以冰片渗入活田螺靥（指田螺触角部位的凹陷处）中，仰放盏

内，少顷水出，取擦痔上，其效如神。（龙镇川注）

补中益气汤治一切气虚下陷之症

参①芪②甘③术④当归汤，陈皮升⑤柴⑥提气良。
若非气虚并下陷，去尽升柴用原方。

注

①参：党参。（龙镇川注）
②芪：黄芪。（龙镇川注）
③甘：甘草。（龙镇川注）
④术：白术。（龙镇川注）
⑤升：升麻。（龙镇川注）
⑥柴：柴胡。（龙镇川注）

妇人乳疮治法

妇人乳疮忌阴寒，内吹①外吹②须分端。
外吹攻伐无不可，内吹和血带平肝③。
虽说和血带平肝，加上山甲方立痊。
加上山甲加风药，风药驾驭胎自安④。
纵用膏药宜温和，不似他处凉破兼。

注

①内吹：有孕时得者为内吹。（龙镇川注）
②外吹：小儿食乳时得者为外吹。（龙镇川注）
③外吹攻伐无不可，内吹和血带平肝：通草、青皮、橘叶之类。（龙镇川注）
④风药驾驭胎自安：风药驾驭，药朝外在，不向内蚀，故不伤胎。（龙镇川注）

治女乳男肾均宜温补，切戒清凉

妇人最怕奶花疮，纵是红肿非纯阳。
况且溃烂口流水，疼痛不止饭亦忘。
我用参①芪②十数两③，兼之温膏暖周详。
主人日食那些药，一见此药以为狂。
无奈食多药不见效，不得不进此药再商量。
只吃一付疼已止，连吃十付永无殃。
始知女子乳兮男子肾，内治外治戒清凉。
又有男子腿长附骨疮，已经数月未下床。
骨瘦如柴热不止，溃烂流水饭亦忘。
我用参芪十数两，兼之肉附暖回阳。
连吃四付始见效，又吃十数始平康。
主人初见不敢食，多人怂恿始一尝。
可知一切溃烂症，无不以补为药王。
况且脉细如麻披，那有实火为祸殃。

注

①参：党参。（龙镇川注）
②芪：黄芪。（龙镇川注）
③十数两：肉桂、附子皆数钱。（龙镇川注）

疔疮初起治法

疔疮初起类伤寒，痛偏一处是真端。
敷疮无加远志肉①，随饮银花②甘草单。
若是疔毒③宜艾灸④，乌金⑤擦头膏药漫。
内服甘⑥菊⑦汤一付，即是神仙绝妙丹。
二症亦有挟风寒，必先发表是真诠⑧。

注

①远志肉：远志去心，酒煮，捣敷患处，越宿自消。（龙镇川注）

②银花：一两。（龙镇川注）

③疔毒：形加疥，或小泡坚硬如钉。（龙镇川注）

④艾灸：取艾加麝香、木香、明雄为团，安蒜片上灸。（龙镇川注）

⑤乌金：乌金膏。（龙镇川注）

⑥甘：甘草四钱。（龙镇川注）

⑦菊：花叶连根皆好。（龙镇川注）

⑧二症亦有挟风寒，必先发表是真诠：即吃卫生汤，重用二活加葱酒。（龙镇川注）

红丝疔治法

手足生疔并面唇，多有红丝入内侵。
挑破红丝方无碍，汤饮甘菊效加神。

手指脚趾、疔治法

肢末生疔妄用药，不如艾灸为上着。
随饮甘菊汤一付，其人即便笑呵呵。

治蛇头疔一则

手指生疔甚是疼，牙猪胆治最有名。
明雄白矾研为末，连指带药入其中。
俟水干枯便能愈，若不全愈再一行。
如不在指在手端，以此糊上亦能轻。
胜似仙人活命饮，连吃数付不成功。

治疗毒黑紫

疔毒紫黑症甚危，蓖麻滕黄膏立施。
内服护心汤一付，飞龙夺命紧追随。

艾火灸法

隔蒜灸法胜用刀，恶毒最怕火来烧。
不论阴[①]阳[②]皆灸透，纵有顽硬亦能消。
虽然成脓无大苦，黏上乌金[③]上盖膏。
余毒不尽多烂肉，防风汤洗[④]海浮调[⑤]。
去腐生新无过此，外人何须口嚣嚣？

注

①阴：阴证，皮不红，中间顽硬。（龙镇川注）
②阳：阳证，皮红。（龙镇川注）
③乌金：即巴豆仁炒黑，研细，听用。（龙镇川注）
④防风汤洗：防风、白芷、川芎、当归、葱白之类，加猪蹄煎。（龙镇川注）
⑤海浮调：即乳香、没药、安箬皮上，炙干为末，敷患处，再贴膏药。《说文》：楚谓竹皮曰箬。（龙镇川注）

内服普济消毒饮

甘[①]桔[②]升[③]柴[④]并翘[⑤]蒡[⑥]，芩[⑦]连[⑧]橘[⑨]荷[⑩]元参汤。
一切发颐[⑪]看所加，或用人参[⑫]或酒黄[⑬]。

注

①甘：甘草。（龙镇川注）
②桔：桔梗。（龙镇川注）
③升：升麻。（龙镇川注）

④柴：柴胡。（龙镇川注）
⑤翘：连翘。（龙镇川注）
⑥蒡：牛蒡子。（龙镇川注）
⑦芩：黄芩。（龙镇川注）
⑧连：黄连。（龙镇川注）
⑨橘：橘红。（龙镇川注）
⑩荷：薄荷。（龙镇川注）
⑪发颐：疮名。（龙镇川注）
⑫人参：虚加人参。（龙镇川注）
⑬酒黄：实加大黄。（龙镇川注）

护心丹

井口疽生于心口，宜多用。他症恐毒入心亦用之。

毒大须服护心丹，志肉①辰砂②乳香③全。

绿豆粉子④和甘草⑤，每吃三钱病易痊。

注

①志肉：远志肉，半两。（龙镇川注）
②辰砂：二钱。（龙镇川注）
③乳香：一两。（龙镇川注）
④绿豆粉子：二两。（龙镇川注）
⑤甘草：五钱，共为末。（龙镇川注）

卫生汤歌

恶毒疔疮用山甲①，僵蚕蝉蜕二活②加。

乳③没④石决⑤并沉香⑥，葱酒和入花⑦又花⑧。

此方甚简便，初起无有不可。憎寒多，加发表药。疼痛多，加乳没药。大热多，加清凉药。

注

①恶毒疔疮用山甲：小毒数分便可。（龙镇川注）
②二活：羌活、独活。（龙镇川注）
③乳：乳香。（龙镇川注）
④没：没药。（龙镇川注）
⑤石决：石决明，以上皆二钱。（龙镇川注）
⑥沉香：一钱。（龙镇川注）
⑦花：金银花。（龙镇川注）
⑧花：花粉。（龙镇川注）

疔疮恶毒膏药[①]

疔毒恶疮密陀僧[②]，官粉[③]轻粉[④]赤金[⑤]精。
乳香没药各三钱，黄蜡白蜡叠代兴[⑥]。
艾叶头发[⑦]先炸枯，俟油[⑧]冷定药已成。

注

①疔疮恶毒膏药：贴一切恶毒，不用面子药，一日一换便好。（龙镇川注）
②密陀僧：四两。（龙镇川注）
③官粉：四两。（龙镇川注）
④轻粉：四五钱。（龙镇川注）
⑤赤金：二十张。（龙镇川注）
⑥代兴：用黄者不用白，用白者不用黄，二者亦不须多。（龙镇川注）
⑦头发：女人发。（龙镇川注）
⑧油：香油，一斤。（龙镇川注）

柳花散

青黛蒲黄并黄柏[①]，硼砂[②]冰片[③]人中白[④]。
六味名为柳花散，口舌诸症皆治得。

注

①黄柏：各一两，炒。（龙镇川注）
②硼砂：五钱。（龙镇川注）
③冰片：五钱。（龙镇川注）
④人中白：一两。（龙镇川注）

治疥疮

治疥无如麻黄膏，雄猪油熬下斑蝥。
麻黄入油还滤净，大枫蓖麻再同熬[①]。

注

①大枫蓖麻再同熬：大枫子、蓖麻去壳，捣如泥，下锅搅匀。（龙镇川注）

治干疥

水银银珠轻粉交，土信斑蝥猪油[①]包。
青石板上捶千下，芥根一擦立时消[②]。

注

①猪油：雄猪板油。（龙镇川注）
②芥根一擦立时消：有加大枫油、蓖麻油、槟榔者。（龙镇川注）

治妇人阴痒法

火硝土信[①]蚀烂肉，枯矾官粉轻粉足。
阴户痛痒无过此，刀子刮后[②]将药覆。
加有虫行在内里，鸡内金入与过宿[③]。
再将火罐搬一搬，纵有狐鬼亦清肃。

注

①土信：生用。（龙镇川注）

②刀子刮后：其皮皆强，非用刀刮，药必不得力。（龙镇川注）

③鸡内金入与过宿：鸡内金带肉囫囵一具，锥子扎扎，黏些雄黄、白矾末纳阴中，虫入鸡内金，亦随而出矣。（龙镇川注）

治跌打损伤，以大便为凭

皮破血出用十全[①]，二便不通大黄添[②]。

若只伤损二便通，三七好酒送之痊。

注

①十全：用十全大补汤。（龙镇川注）

②大黄添：将大黄加入桃仁、红花、泽兰、当归、丹皮、赤芍之内，水酒引下。不必十全大补汤矣。（龙镇川注）

一厘散[①]

跌打损伤一厘散，土鳖[②]巴豆[③]半夏[④]选。

乳香没药各半分，自然铜[⑤]下酒真是罕[⑥]。

注

①一厘散：治伤损不起最佳。（龙镇川注）

②土鳖：一个瓦上焙焦。（龙镇川注）

③巴豆：一个去壳。（龙镇川注）

④半夏：一个生用。（龙镇川注）

⑤自然铜：火烧醋淬少许，碾碎。（龙镇川注）

⑥下酒真是罕：共为细末，每服一厘，好酒送下，真有奇验。（龙镇川注）

七厘散治一切伤症，孕妇忌服

乳[1]没[2]血[3]儿[4]七厘散，朱砂红花雄黄选。
加上归尾各一钱，三分原麝三分片。
跌打损伤效加神，孕妇忌服黄酒灌。

注

①乳：乳香。（龙镇川注）
②没：没药。（龙镇川注）
③血：血竭。（龙镇川注）
④儿：儿茶。（龙镇川注）

生肌散

生肌散用软石膏[1]，乳[2]没[3]血竭[4]黄丹[5]交。
白芷[6]龙骨[7]和潮脑[8]，血止痛定立时消。

注

①软石膏：一两，炒。（龙镇川注）
②乳：乳香。（龙镇川注）
③没：没药。（龙镇川注）
④血竭：各三钱。（龙镇川注）
⑤黄丹：五钱。（龙镇川注）
⑥白芷：二钱半。（龙镇川注）
⑦龙骨：三钱，煅。（龙镇川注）
⑧潮脑：少许。（龙镇川注）

治肢体伤折法

肢体将断用莛薄[1]，乳[2]没[3]血[4]儿[5]续断和[6]。

共同麦粉[7]翻鳌炒，醋和扎紧自无讹[8]。

注

①莛薄：秫莛子穿成薄。（龙镇川注）

②乳：乳香。（龙镇川注）

③没：没药。（龙镇川注）

④血：血竭。（龙镇川注）

⑤儿：儿茶。（龙镇川注）

⑥续断和：各二钱半。（龙镇川注）

⑦麦粉：二两，用囫囵块。（龙镇川注）

⑧醋和扎紧自无讹：翻鳌炒黑为度，再研为末，热醋和。摊贴胶布扎紧，外用莛薄裹缠，俟干，以醋润之自好。（龙镇川注）

烧灵药方[1]

疮不联口用灵药，火硝[2]水银[3]二味多。

枯矾朱砂各五钱，轻粉[4]黄丹[5]百草[6]撮。

新碗盖锅盐泥封[7]，候锅不响始大火。

先文后武香一柱[8]，珍珠[9]冰片[10]另对磨[11]。

注

①烧灵药方：疮不联口，非此不愈。夜静始烧，忌妇人、鸡犬之声。（龙镇川注）

②火硝：四两。（龙镇川注）

③水银：二两。（龙镇川注）

④轻粉：二钱。（龙镇川注）

⑤黄丹：三钱。（龙镇川注）

⑥百草：百草霜，三钱。（龙镇川注）

⑦新碗盖锅盐泥封：用纸盖碗上。（龙镇川注）

⑧新碗盖锅盐泥封：碗上纸焦为度。（龙镇川注）

⑨珍珠：三颗，放铁勺内，用酒盅盖住，火煅碎。（龙镇川注）

⑩冰片：五分。（龙镇川注）

⑪另对磨：取碗上霜，入珍珠、冰片，共研极细，贮瓷瓶内，黄蜡封口，勿令泄气。（龙镇川注）

邪祟中人，男女有分

邪祟中人无他诀，只因人情未清澈。
人心一动他已知，每乘淫机暗交接。
交接久了下焦寒，满腹垒块塞洞穴。
每于诊脉时，恍若先报说。
心中忽战战，脉上似鼠掣。
亦有抱持中指毫不动，坐得久时间一泄。
或如蛇吐信，或如电明灭。
此皆女子之祟脉，每从上焦决。
若是男子真中邪，必于下焦见清切。
梦中若有美人来，一相交时精便泄。
心中犹自甚爱惜，便将十指玉茎摄。
多少败精留此间，不是淋闭便尿血。
时候久了结疙瘩，相火下注似车辙。
如此说来人尽邪，恐于名教有不洁。
不如世际叔季人浇漓，几个男女似霜雪。
但看关帝斩貂蝉，史官曾有说。
武穆拒名姝，精忠不敢灭。
此皆人家奇男子，始能尘世称妙绝。
又有近邻贞烈妇，已入贞祠无异说。
每与近邻言，未尝劝守节。
有一霜妇问来历，她便搂腿教伊阅。
每到人情不自由，便将肉腿刺寒铁。
此是真正上品人，始肯真情来吐说。
可知人非土木孰无情，只要学个鲁男[①]亦奇绝。
守住父母遗体身上玉，便是人间大豪杰。
我今斋戒已七十，始知神仙如霜雪。

若是混俗与和光，安保终身无二节？

今日谨告小后生，能学圣人立身好，不然即学鲁家奇男亦是说。

注

①**鲁男：**指鲁男子。《毛亨传》言："鲁人有男子独处于室，邻之嫠妇又独于室。夜，暴风雨至而室坏，妇人趋而托之，男子闭户而不纳"。后指在处理男女关系时能以礼自持的男人。（龙镇川注）

治邪以针为先

如今世道尽翻着，病症亦是怪症多。
试看世上淹缠症，那有一个无妖魔？
怪症端是妇人多，妇人装扮似妖魔。
妖魔自有妖魔缠，那有一个得清楚？
真是怪症莫用药，纵有名医填奚壑。
药味尽被鬼盗去，那有一个得安乐？
欲用名药宜用针，针为治邪不二门。
先用琥珀[①]压一压，使它无处去翻身。
金针一到再用药，这回定得药中神。
真是邪症宜导痰，皂角枯矾共为丸。
面上若见痴呆象，即吃此丸最为先。
真是怪症宜安神，金石为末细细斟。
避阳砂合自然铜[②]，正是此症定南针。
真是邪症宜利窍，一切通利最为妙。
牛黄金丹二将军，长长服之通仙道[③]。
用针先针虎口穴，虎口上与骨相接。
欲要下针先使嗽，嗽声未了针已透。
针若透时只一分，便有酸意往上侵。
若不上侵针上提，虽然提针不离皮。
掐住此地莫放松，一若放松他便惊。
左转右转针不停，针头似有鬼来拧。

或有胶膘针上缠，定是此物受艰难。
此针下去定见效，那有盲医得知道。
犹忆端阳马真人，留下神针甚是妙。
针了虎口针曲尺，曲尺一穴只透肌。
针了曲尺针膀弦，膀弦内外细细研。
掐住膀弦有疙瘩，即将金针向里扎。
向里扎时似鞋底，用尽气力方能已。
三针五针针莫拔④，按住针头贴皮掐。
掐住疙瘩使松和，方可他处挪一挪。
针了膀弦针肩窝，肩窝恒藏老妖魔。
掐住此地痛而酸，内针外针相接连。
若是不酸方松手，大腿根子搜一搜⑤。
大腿根子性命关，阴邪多伏两肾边。
一寒二热从此起，多少人命尽丧此。
伸手掐住有疙瘩，用尽气力莫放它。
贴住指甲向里扎，任凭叫娘与叫达。
俟那疙瘩稍松和，方可金针往下搁。
一身精气聚眼窝，此中更藏老妖魔。
闭住一身气不通，其人颠倒胡乱行。
趁他颠倒胡乱行，知在此地逞英雄。
伸手掐住莫放松，这回定要它的命。
安排左右莫妄动，顷刻之时一天丢雾散个净。
以外用针针尚多，全在因人去揣摩。
亦有陷入内里无捉摸，非用熏法无奈何。
若不教熏用药酒，饮醉再薰出皮窝。
火针一到鬼无魂，这回定要斩妖魔。

注

①琥珀：琥珀散。（龙镇川注）
②避阳砂合自然铜：琥珀散有此二药。（龙镇川注）
③牛黄金丹二将军，长长服之通仙道：日食一分，红糖为引。（龙镇川注）
④三针五针针莫拔：针只一分。（龙镇川注）

⑤若是不酸方松手，大腿根子搜一搜：若是妇人与她丈夫明言，使她如此用针，亦可立拔此病。（龙镇川注）

琥珀散

琥珀一两　避阳砂一两　自然铜一两　礞石一两　干葛一两　良姜四钱　宿砂一钱　肉桂一钱

共为细末。每用三钱，红糖为引，热水送下。

薰法

牙皂一钱　麝香一分　阿魏　牡蛎　巴豆　鬼箭各一钱

共为末，倦入叠表之中，点着，吹灭，以烟薰鼻，鬼不能安，必出，藏皮内，以火针针之，鬼即死矣。

制火针法

用棉花绒捻在针上，蘸油点着，去针外之火，便成火针矣。

制药酒法

当归二钱　川芎三钱　细辛一钱　白附子一钱　原寸一厘

蒸酒熬好，饮醉，再用薰法、针法。

邪症宜散风清火

邪症皆因肝肾结滞，风火上壅，痰迷心窍而然，治以散风清火为主，兼之大泻肝肾实热，无不愈者。间有入内已深，薰法、针法亦不可废。

邪症皆因肝肾结，肝肾一结便发热。
时候久了风火起，驾驭痰涎塞孔穴。
或男或女皆一样，不是结气便结血。
或先头上懵，或先心中咄。
或先胃里疼，或先喉中噎。
或是数症一齐见，或是暗里把魂摄。
夜里多惊恐，昼里多寒热。
奸鬼淫狐梦里来，颠三倒四不能说。
磨光先生治不得，送祟端工无能折。
其实除风降火为上着，大破肝肾立时雪。
痰涎泻净便无病，一天云雾尽澄澈。
我尝治此不哄人，必持此法为妙诀。
间有入内无奈何，薰法针法不可缺。

治邪症以导痰为主

有一邪症数十天，一日请我把病看。
及至彼处始知得，我言此症针为先。
他言用人尚未备，不如少待齐上前。
须臾时节邪已知，间说是我乱颤颤。
过了一时有主意，即请与我相对谈。
声言先生治病全仗针，针法与我不相关。
如果用针不见效，恐怕先生有厚颜。
果然用针若不知，不得不用导法以了缘。
谁知导法用下甚是捷，须臾之时见青天。
一唠唠了两三碗，尽是胶鳔老黏痰。
唠出痰涎心宽绰，从此再无鬼来缠。
可知怪症皆从痰上起，《素问》言之仙乎仙。